몸에 좋은 야채·과일 골라서 먹는다

내 몸에 약이 되는
녹즙 해독 건강법

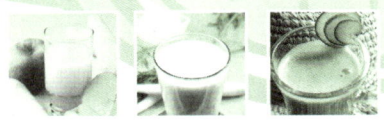

생활연구회 편저

아이템북스

책 머리에

　우리 주변에서 흔히 볼 수 있는 풀뿌리 나무뿌리 등 야채, 과일 식품들도 잘만 섭취하면 특효약이 되고 보약이 될 수 있다.

　모든 질병은 열(熱)과 냉(冷)과 균(菌)으로 생긴다고 한다.

　자연식으로 질병을 예방하고 이왕 있던 질병을 고쳐나갈 수 있다면 그보다 더 좋은 건강법은 없을 것이다. 손쉽게 구할 수 있고 효능 높은 자연식으로 건강한 생활을 영위할 수 있다면 얼마나 좋은 현상인가.

　요즘 장수하는 사람들의 식생활의 주식은 현미와 잡곡이고 미역, 표고버섯, 은행, 호도, 벌꿀 등이 중요한 부식으로 되어 있다. 양질의 단백질을 모두 식물성식품에서 섭취하고 있는 것이다. 그것도 단순한 채식이 아니라 싱싱한 채소를 가열하거나 조리하지 않고 날것 그대로 먹는 순채식이라는데 특징이 있다.

　채식은 태양광선, 대기, 천연수 등에 응집되어 있는 자연의 에너지를 섭취함으로써 우리 몸에 존재하는 자연치유력과 정기를 증강시키는 식생활이라 하겠다.

　항간에는 야채만 먹게 되면 빈혈을 얻게 되지 않을까 하고 걱정하는 사람이 많은 것 같다. 그러나 빈혈의 원인은 다른 데에 있다.

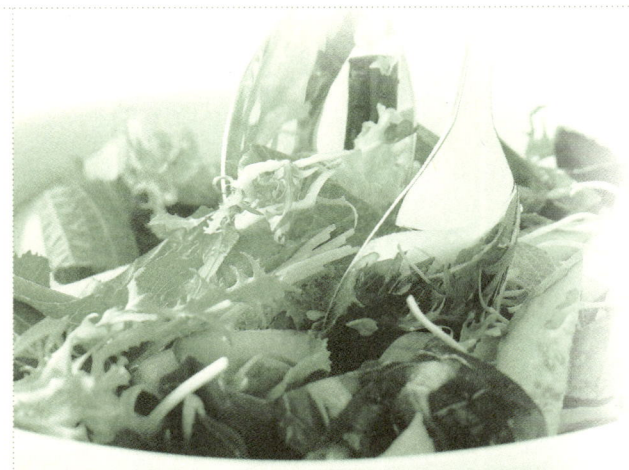

　야채만을 먹기 때문에 빈혈이 되는 것이 아니다. 오히려 동물성 단백질과 백미 위주의 정백식품이 그 원인인 것이다.
　현대인의 식생활은 백미, 고기, 야채, 어패류, 설탕이 주체가 되고 있다. 빈혈이 증가는 동물성 단백질식품의 과잉 섭취, 야채의 부족에 날로 증가되는 백설탕양이 원인이 되어 소화기능이 장애를 받고 있기 때문이다.
　어쨌든 동물성 단백질을 많이 섭취할수록 식물성 단백질도 많이 섭취할 것을 권하는 바이다.
　생즙채식은 건강한 육체와 살결을 아름답게 만드는 데 가장 많은 영향을 준다. 식물성 단백질을 중심으로 한 야채과일 요법으로 우리의 건강한 몸과 아름다운 피부를 가꾸도록 하자.
　우리 주위에서 쉽게 구할 수 있는 여러 가지 식품들을 이용하면 건강과 체질개선에 좋은 효과가 있을 것이다.

차례

책머리에 005

제1부 : 녹즙의 효능 및 사용법   011
1. 생즙주스의 효능 및 건강법   013
2. 생즙을 만드는 믹서와 주서의 사용법   015
3. 생즙주스를 만드는 방법과 먹는 방법   017

제2부 : 녹즙의 주요성분 해설 및 특성   019

제3부 : 계절에 따라 필요한 녹즙 건강법   037

사계절 녹즙 건강법   039
사과, 샐러리 주스-혈압강화, 변비해소/바나나 주스-변비예방, 위장장애/양배추 주스-위궤양, 십이지장궤양/피망, 당근 주스-해독작용 빈혈, 모발생육

봄에 좋은 건강 녹즙법   042
쑥, 사과주스-피부회복, 저항력 강화/당근, 샐러리 주스-눈의 피로, 간기능 강화/미나리, 양배추 주스-혈압강화, 위장장애

여름에 좋은 건강 녹즙법   045
수박, 오이 주스-부종치료, 이뇨작용/아스파라거스-고혈압, 류머티즘/샐러리, 토마토 주스-해독작용, 간·신장강화/파인애플, 사과 주스-기미, 주근깨, 위기능강화

가을에 좋은 건강 녹즙법   049

포도 주스-피로회복, 빈혈증세 개선/무화과, 포도 주스-위기능강화, 고질변비/감, 양배추 주스-숙취, 위·간장강화/복숭아 주스-변비예방, 혈액순환 강화

겨울에 좋은 건강 녹즙법   053

쑥갓, 샐러리 주스-위장강화, 체력증강/무, 귤 주스-감기, 동맥경화, 중풍 예방/미나리 주스-해독작용, 혈압강화, 당뇨병/시금치 주스-조혈작용, 빈혈치료

제4부 : 녹즙재료에 의한 건강증진법   057

알로에 주스-만성변비/당근계란 주스-어린이 영양공급/차조기잎, 파슬리 주스-노화방지/마, 샐러리 주스-위장강화, 피로회복/샐러리, 밀감 주스-신경통, 류머티즘/표고버섯, 사과주스-당뇨병, 잔주름/파파야주스-허약한 위장보호/무화과, 살구주스-숙취, 소화불량/쑥, 사과 주스-임산부 영양섭취/바나나, 우유주스-치아건강, 설사/다시마, 양배추 주스-다이어트, 성인병 예방/포도, 당근 주스-머리카락 영양공급/배, 달걀흰자 주스-다이어트중 영양보충/시금치, 두유주스-빈혈, 보혈강장제/야채믹스 주스-변비, 주근깨, 여드름/파인애플 주스-소화촉진, 기미, 주근깨/감잎주스-미백효과, 노화방지/컴프리 주스-빈혈, 냉증, 노화방지/크림치즈를 넣은 우유주스-체력보강/사과요구르트 주스-장의 연동운동촉진/금귤, 무주스-감기예방, 피로회복/샐러리, 샐러드 야채주스-당뇨병/샐러드, 바나나주스-저혈압, 위장장해/감주스-고혈압, 동맥경화, 술독/석류주스-자궁출혈, 대하증/머루주스-보혈, 이뇨, 구역질/오디주스-관절통, 신경쇠약/쑥생즙주스-부인병, 소화불량, 간염/생강주스-감기, 기침, 천식/샐러리주스-동맥경화, 고혈압, 신경피로/오이주스-미용, 이뇨

작용, 부종/아욱주스-구내염, 위장보호/미나리주스-건강증진, 피로회복, 빈혈/근대주스-이질, 열독/순무주스-임산부, 골절이 약한 사람/양딸기주스-기미, 고혈압, 정력강화제/감자주스-위궤양, 비만, 고혈압/씀바귀주스-이질, 황달/익모초주스-부인병, 냉증, 대하증/도꼬마리주스-시력회복, 귀앓이/무주스-피로, 권태, 소화촉진/양배추주스-위궤양, 빈혈, 당뇨병/연근주스-폐결핵, 각혈, 하혈/토마토주스-동맥경화, 간기능강화/구기자주스-강장제, 해열제/부추주스-설사, 빈혈, 토혈/노야기주스-신경통, 정신불안, 두통/파주스-신장병, 치루, 두통/시금치주스-위장장해, 변비/선인장주스-늑막염, 기침, 천식/당근주스-변비, 신경쇠약, 영양미용식/배추주스-위장병, 변비/상치주스-불면증, 신경과민, 빈혈증/파슬리주스-신장염, 방광결석/민들레주스-위암, 식독제거/귤주스-기침, 피로회복, 고혈압/포도주스-갈증, 피로, 항암효과/복숭아주스-치질, 기침, 피맑음/레몬주스-감기, 두통, 요도염/배주스-중풍, 빈혈, 백일해/모과주스-복통, 기침, 토사/컴프리주스-악성빈혈, 신경쇠약, 당뇨, 냉병/솔잎주스-정력증강, 고혈압, 심장강화/도라지주스-기침, 거담제/다시마주스-건강한 머릿결/표고버섯 주스-소화불량, 고혈압, 신장병/케일주스-고혈압, 위장병, 성인병/양파주스-동맥경화, 대머리예방/인삼주스-암, 스트레스, 혈압조절

제5부 : 건강증진을 위한 증상별 녹즙 건강법 131

피부활력소-평지, 파슬리주스/미용, 성인병예방-귤, 양배추주스/스트레스해소-당근, 파슬리 주스/피부를 아름답게-그린주스/고혈압, 피로회복-꽃양배추주스/눈의 피로-평지, 당근주스/정신불안, 초조-콩가루 드링크주스/니코친해독-파슬리, 밀감주스/성인병-양배추 샐러리주스/알레르기 체질-평

지, 사과주스/구각염, 구내염-쑥갓, 샐러리주스/천신, 목구멍통증-연근주스/ 치조농루-비타민C주스/강장강정효과-당근, 참마주스/정력증장-양파, 샐러리주스/숙취제거-감, 양배추주스/몸이 나른할 때-쑥갓, 샐러리주스/운동후에-배, 포도주스/아침식사대용-베아프르츠쉐이크/식중독, 배탈설사-매실, 푸른차조기주스/임산부 체력증진-파슬리믹스주스/눈의 피로-당근, 시금치 주스/어린이 허약체질-두유주스/진마신에 약한 어린이-토마토, 양상추주스/ 어린이 성장발육-팥, 밀트믹스 주스/허약체질의 어린이-바나나 밀크쉐이크/ 피부가 거칠어질 때-딸기, 야채주스/피부가 햇볕에 탔을 때-파인애플, 야채주스/변비, 피로회복-토마토, 사과주스/안색이 창백할 때-파슬리, 샐러리주스/고혈압, 동맥경화-비타민A주스/체력의 균혈-당근, 샐러리 주스/피로회복-소맥베아, 바나나주스/심장병-미나리, 양배추주스/신장병, 위장청소-감, 무청주스/간장병-토마토 밀크주스/비만, 배가 나올 때-토마토, 양배추주스/ 심장병-그린아스파라거스 주스/비타민C 결핍증-파슬리, 레몬주스/건강과 미용-평지, 파인주스/야채결벽증-사과, 인삼 주스/간장보호-토마토, 사과주스/식욕부진-바나나 쉐이크/빈혈이 있는 여성-시금치, 사과주스/아름다운 몸매-프룬쉐이크

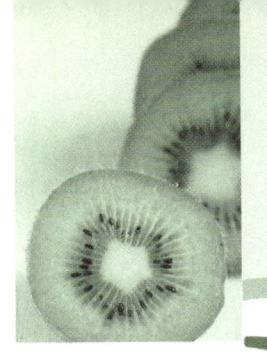

제 I 부

녹즙의 효능 및 사용법

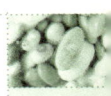

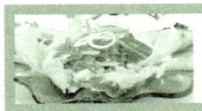 1. 생즙주스의 효능 및 건강법

신선한 생즙은 체질을 개선해주고 신진대사를 원활하게 도와준다. 신선한 과일이나 야채에서는 몸에 필요한 영양을 여러 가지 함유하고 있다.

그중에 우리들의 몸을 떠받치는 것은 단백질, 탄수화물, 지방의 세가지 요소이고 식물성 섬유소가 있다.

단백질은 소모된 조직을 보충하거나 발육을 돕고, 탄수화물과 지방은 에너지의 근원이 된다.

그런데, 3개의 영양소도 비타민이라는 부영양소가 없으면 제대로 역할을 하지 못하고 우리 몸에 도움을 주지 못한다. 이를테면, 비타민이 없으면, 아무리 영양가가 높은 것을 먹어도, 우리들의 몸에는 효과적으로 이용되지 않는 것이다.

그러나 야채는, 이 비타민을 많이 함유하고 있다.

비타민A가 많이 함유되어 있는 것으로는 당근잎 · 시금치 · 양배추 · 피망 · 차조기 · 비트 · 호박 · 자두 · 상추 · 샐러리 · 토마토 · 바나나 등이 있다.

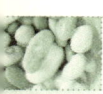

　또 비타민 B₁이 많이 함유되어 있는 것으로는 고구마·양배추·당근·수박·레몬·복숭아·무우·감자 등이 있다.

　비타민 B₂가 많이 함유되어 있는 것으로는 시금치·비트·녹엽·오이·근대·감자·레티스·레몬·사과·샐러리·근대 등이 있다.

　비타민C가 많이 함유되어 있는 것으로는 파슬리·피망·토마토·양배추·오렌지·딸기·수박·순무·강낭콩·살구·샐러리·오이·바나나·파인애플·시금치·복숭아 등이 있다.

　특히 야채, 과실류에 많이 함유돼 있는 비타민C는 동물성 식품에는 거의 함유되어 있지 않다.

　요컨대, 비타민C에는 혈관의 벽을 보강하는 작용이 있다. 잇몸의 출혈이나 상처 치료에 비타민C가 병용되는 방법 또한 그 이유에서이다.

　또한 야채에는, 비타민C만 함유되어 있는 것이 아니다. 예를 들면, 당근, 시금치, 평지 등에는 카로틴이나 비타민B군 등이, 또 기타의 야채에는 여러 가지 신체에 중요한 비타민이 충분히 함유되어 있다.

　뿐만 아니라 야채에는 미네랄도 들어있다. 미네랄에는 칼슘, 인, 칼륨, 철, 요오드 등이 있으나, 이것들의 미네랄도, 여러 가지 조직의 성분이며, 우리의 몸에 영양소 공급을 하는 중요한 물질이다.

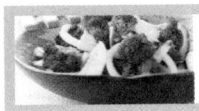 2. 생즙을 만드는 믹서와 주서의 사용법

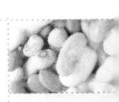

◯ 믹서의 용도

　믹서라고 하면 즙을 연상할만큼 널리 알려진 기구이다. 재료는 껍질이나 씨를 제거하고 잘게 썰어 물 또는 요구르트나 우유를 넣어 섞어서 생즙을 만든다. 바나나·복숭아·멜론·딸기 등의 과일이나 토마토는 믹서를 이용하여 만들면 좋다. 특히 딸기·복숭아·바나나 같은 점기(粘氣)있는 과일은 믹서가 적당하다. 그러나 과일만으로는 액즙이 나오지 않는다. 우유나 요구르트를 적당량 첨가해서 생즙을 만들어야 영양소 파괴없이 먹을 수 있다. 특히 주의할 점은 포도·귤 등을 믹서에 넣을 때 포도의 껍질이나 씨, 귤피 등이 완전히 분해되어 갈리지 않았을 때는 삼베헝겊으로 짜서 마시면 좋다.

　주서기는 재료에 비해 소량의 생즙을 내지만, 믹서는 요구르트나 우유 등을 첨가해야 되므로 적은 재료에서 많은 양을 만들 수 있는 장점이 있다. 또한 과일의 섬유가 가루처럼 되므로 액즙이 기호음료로서는 가장 적당하다.

　최근에 새로 나온 주서와 믹서는 과거의 것에 비해 대단히 사용

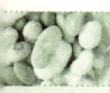

하기 쉽고 성능도 좋아졌다. 작업과 용기의 청소가 용이하고 모터의 힘이 강한 미니 믹서기를 사용하면 손쉽게 요리할 수도 있다. 또 주서와 믹서가 하나로 된 주서믹서, 녹즙기, 전용주서기 등이 있다.

● 주서의 용도

재료만을 넣어 즙을 내는 기구이다. 주서는 재료에 수분을 가하지 않고 즙만을 만들어 내는 것이므로, 보건미용·약용의 즙을 만드는데 매우 좋다. 특히 야채 생즙을 만드는데 적합하다. 물이 많은 야채로써 근채류나 과일에도 적당하지만, 복숭아·바나나·딸기 같은 점질(粘質)이 있는 과일은 부적당하므로 이런 경우 믹서를

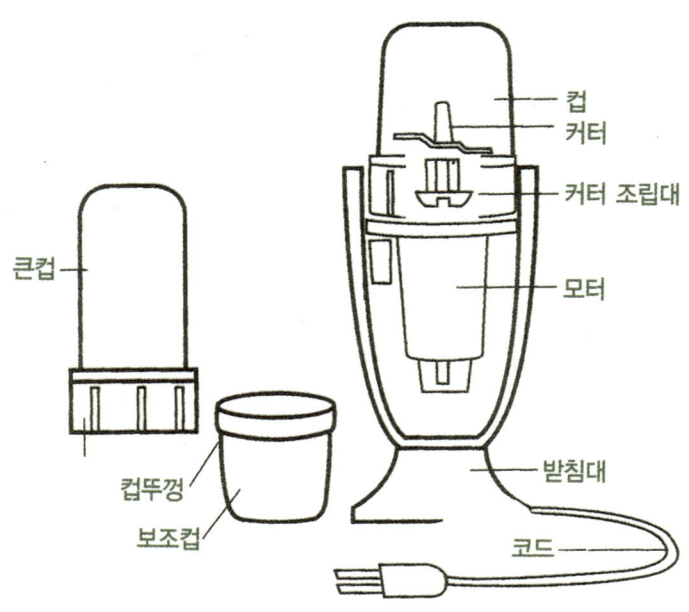

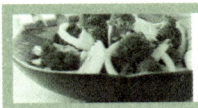
3. 생즙 주스를 만드는 방법과 먹는 방법

◯ 생즙은 반드시 즉시 마시는 것이 좋다

비타민C는 공기에 노출되면 산화되어 감소되고, 성분도 변하므로 생즙을 만들면 즉시 마신다. 모든 생즙은 영양분을 상실하지 않게 하기 위해서라도 되도록 빨리 마시는 것이 좋다.

◯ 생즙은 차갑게 각얼음을 사용해서 마시는 것이 좋다.

생즙은 냉하면 향이나 풍미가 부드러워서 마시기가 좋다. 또한 산화작용을 어느 정도 방지할 수가 있다. 생즙에 얼음을 띄워서 마시면 영양소가 파괴되지 않아서 좋다. 특히 아침 공복시에 마시면 매우 효과적이다.

◯ 재료를 바꿔가며 만드는 것이 좋다.

생즙을 매일 똑같이 마시면 싫증이 나기 쉽다. 그럴 때는 재료의 배합이나 보조 재료를 바꿔서 맛을 다르게 하는 것도 좋은 방법이다.

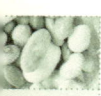

◐ 아침 공복에 마시는 것이 좋다.

아침 식전에 생즙을 마시면 신진대사를 원활하게 촉진시켜 상쾌한 기분을 느끼게 된다. 또한 밤늦게까지 일을 하고나서 배가 고플 때 우유를 혼합하거나 요구르트를 약간 넣으면 피로가 쉽게 풀리고 잠도 잘 온다.

◐ 단맛(甘味)을 넣는 경우

생즙은 건강을 위해서 마시기 때문에 감미는 되도록 설탕보다는 벌꿀을 첨가하는 편이 좋다. 설탕은 99%가 당질이나 벌꿀의 당분은 포도당과 과당으로서 체내에서 흡수가 빠르고 효과가 있다.

설탕을 사용할 경우에는 흑설탕을 사용하면 좋다.

◐ 과즙(果汁)을 넣는 경우

레몬즙을 야채즙에 첨가하면 풋내가 없어지고 풍미가 좋다. 풋내나 쓴맛을 없애려면 레몬껍질을 반 정도 찢어서 즙을 내어 배합하면 좋다.

◐ 우유나 요구르트를 넣는 경우

야채생즙에 우유나 요구르트를 넣으면 마시기 쉽고 영양 면에서도 효과가 있다. 또 우유에는 비타민·칼슘 등이 풍부하므로, 생즙에 우유를 가해서 마시면 좋다.

제2부

녹즙의 주요 영양성분 해설 및 특성

식품 속에 들어 있는 영양분의 성분을 풀이하여 내용을 이해하기 쉽게 하였다.

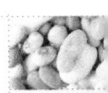

◯ 게르마늄(germanium)

게르마늄에는 유기게르마늄과 무기게르마늄(흡수되지 않고 배설된다)이 있다. 체내의 산소를 풍부하게 하는 작용과 혈액 정화작용이 있다.

혈관벽에 부착한 콜레스테롤에 게르마늄의 침투압이 작용하면 콜레스테롤 중합체를 유동성 알코올 화합물로 분해하여 혈관벽으로부터 떼낸 다음 신장을 통해서 몸 밖으로 배출한다.

이로 인해 혈행이 촉진되어 혈액순환이 좋아지고 노화방지에도 효과가 있다.

비교적 게르마늄을 많이 함유한 식품으로는 마늘, 인삼, 참마뿌리, 컴프리, 구기자, 덩굴차 등이 있다.

◯ 구연산(Citric-Acid)

우리가 섭취한 음식물 중 주로 탄수화물이나 지방은 소화 흡수되어 초성포도산(Pyruvic Acid)이 도중에 만들어지는데 이 초성포도산이 원활하게 돌아가면 구연산으로 바뀐다. 그리고 구연산을 기점으로 여러가지 산으로 바뀌면서 회전하고 물과 탄산가스로 분해된다. 이때 발생하는 열량은 사람의 활동에 이용되는 것이다. 구연산은 사과산, 호박산, 주석산 등 유기산의 일종으로 매실에 가장 많이 들어 있다.

첫째 효능으로는 다음과 같다.

피로 회복에 효과가 있다. 인간의 에너지원은 탄수화물, 단백질, 지방 등의 영양소인데 구연산은 이 영양소들을 체내에서 에너지로 변화시킨다. 이 과정이 원활하게 이루어지지 못할 때 유산이라

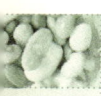

는 유독의 산이 생기는데 이것이 근육 내에서 단백질과 결합하여 유산단백질이 된다. 유산단백질이 축적되면 근육경련, 어깨 결림, 목이 뻐근하며 발목에 힘이 빠지는 증상이 나타나게 된다. 구연산은 유산발생을 억제하는 작용이 있으므로 피로회복에 효과를 나타낸다.

둘째 효능으로 다음과 같다.

해독작용과 강한 살균작용이 있어 식중독이 생겼을 때 복용하면 좋은 효과가 있다.

◐ 나트륨

소금의 구성분으로 생리적으로 매우 중요한 것이다. 우리 체내의 혈액, 임파액 등에 많으며 세포조직의 삼투압 조절, 체액의 산, 알칼리 평형 유지에 작용하는데 특히 신경의 흥분성을 억제하는 작용이 있다.

그런데 이 나트륨은 고구마에 많이 들어 있는 칼리성분을 만나면 몸 밖으로 빠져 나가는 성질을 가지고 있다.

◐ 녹황색 채소

채소는 크게 두 가지로 나눌 수 있다.

겉에는 색소가 있으나 썰었을 때 속이 흰색인 오이, 가지, 배추, 양상추, 양배추 등이 담색(淡色) 채소이며, 속까지 녹색 또는 황색인 호박, 당근, 시금치, 피망, 토마토 등이 녹황색 채소이다.

녹황색채소에는 비타민A의 전구체(前驅體)인 카로틴과 비타민 B1가 풍부하게 들어 있다.

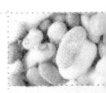

● 단백질(蛋白質)

단백질이란 말은 독일어 아이바이스(EiWeiss)에서 유래된 것인데 달걀흰자위라는 뜻으로 단백질을 최초로 밝혀낸 뮬더 박사가 붙인 이름이다.

단백질은 생물세포를 형성하는 주요 물질로서 혈액, 근육, 피부, 골수, 각질, 힘줄, 손톱 등에 절대 필요한 영양소이다.

단백질은 20종의 아미노산으로 되어 있는데 로이신, 이솔로이신, 리진, 메티오닌, 페닐알라닌, 프레오닌, 트립토판, 발린 등 8종류는 필수아미노산이며 히스타민, 아르기닌, 글루타민, 아스파라긴, 글리신, 알라닌, 프롤린, 셀린, 티토신, 시스틴, 글루타민산, 아스파라긴산 등 12종으로 이루어져 있다.

필수 아미노산은 체내에서 합성할 수 없기 때문에 체외에서 섭취해야 하는데 이때 섭취량이 부족하거나 나쁜 단백질을 먹게 되면 성 의욕이 감퇴되거나 정액량의 감소가 나타나며 월경 중지나 불순으로 나타난다.

난소나 고환이 위축되기도 한다.

단백질의 종류로는 세 가지가 있는데 카제인(Kasein), 알부민(Albumin), 글로블린(Globulin) 이다.

● 디아스타(Diasta)

전분 분해효소로서 무에 많이 들어 있는데 소화성이 강하여 우리가 무를 먹고 조금 있으면 바로 트림이 나오는 것이 디아스타제의 작용인 것이다.

◐ 레시틴(Lecithin)

지방(脂肪)에 인산과 콜린이 결정한 물질로 인지질(燐脂質)이라고도 하는데 대뇌와 신경에 많이 함유되어 각조직의 세포막을 구성하는 필수지방산의 원천이다.

1. 레시틴의 생리작용
① 지발질의 유화(乳化 : 큰 덩어리를 작은 덩어리로 변하게 하는 작용)
② 세포막의 영양소 투과
③ 세포내의 불포화산 산화
④ 간장의 콜레스테롤 제거
⑤ 인산과 콜린의 공급
2. 레시틴이 많이 들어 있는 식품으로는 현미, 땅콩, 들깨, 참깨, 콩, 호도, 호박씨, 해바라기씨, 하수오(何首烏) 등이 있다.

◐ 루틴(Rutin)

모세혈관을 튼튼하게 하는 비타민P의 한 가지로 고혈압 동맥경화증, 폐출혈, 궤양성질환, 동상, 치질, 감기 치료에 효과가 있다.

많이 들어 있는 식품은 메밀, 토마토 등인데 특히 메밀국수를 삶고난 물에는 루틴이 많이 녹아 있으므로 버리지 말고 보리차 대신 마시면 아주 훌륭한 건강 음료수가 된다.

◐ 리놀(Linol)산

불포화지방산으로 반드시 음식물에서 섭취하여야만 되는 것이기 때문에 필수지방산(必須脂肪酸)이라고도 한다. 고혈압의 원인이 되는 혈청 콜레스테롤을 높이지 않으며 혈관벽에 늘어붙는 콜레스테롤을 씻어내는 효능을 가지고 있어 혈액의 세탁제라고 할 수 있다.

식물성 기름 중에서 리놀산을 가장 많이 함유하고 있는 것이 홍화유(紅花油)로 자기 성분 중의 70%를 가지고 있으며 이외에도 콩기름은 50%나 들어 있고 참깨, 땅콩, 해바라기씨에도 많이 들어 있다.

● 메치오닌(Methionine)

간의 작용을 도와주며 지방성간(간에 지방이 끼어 간의 기능이 저하되는 증세)이 안 되게 하는 필수 아미노산으로 샐러리에 이 성분이 많이 들어 있다.

● 메칠 살리칠산

딸기의 성분으로서 신경통, 관절염의 치료용으로 소염 진통작용(消炎鎭痛作用)을 하는 물질이다.

● 멜라닌(Melanin) 색소

피부의 색은 멜라닌이라는 성분이 많으면 색이 검게 된다. 멜라닌색소는 '디하스록옥시페닐 알라닌' 이라는 물질이 체내에서 산화되면서 만들어 지는데 비타민C가 이 과정을 억제하며 강력한 환원작용으로 이미 만들어진 멜라닌을 포박시키는 작용도 한다.

● 미네랄(Mineral)

영양물질 중에서 금속성의 영양분을 미네랄이라고 한다. 칼슘(Ca), 인(P), 마그네슘(K), 철(Fe), 염분, 나트륨(Na), 불소 등을 말하며 이 중에서 한 가지만 부족해도 병이 생긴다.

■ 미네랄의 생리적 작용은 다음과 같다.
1. 신체의 구성 재료로 쓰인다.
2. 세포의 전해질 평형을 유지한다.
3. 효소의 구성 및 활동에 쓰인다.

■ 미네랄이 풍부한 식품은 다음과 같다.
1. 해조류-김, 미역, 다시마
2. 동물류-바지락 조개
3. 채소, 과일 - 토마토, 당근, 시금치, 오이, 순무, 감자, 무, 팥, 토란, 귤, 포도, 밤, 복숭아 등이 있다.

● 비타민(Vitamin)

비타민은 아주 작은 영양소로서 신체의 신진대사를 원활하게 하여 주므로써 적당한 신체발육과 건강유지에 도움을 주는 물질이다.

기름에 잘 녹는 지용성(脂溶性) 비타민에는 A, D, E, K가 있는데 체내에 일단 흡수되면 체외로 쉽게 배설되지 않는 성질을 가지고 있다. 물에 잘 녹는 수용성(水溶性) 비타민에는 C, B1, B2, B6, B12, 니코틴산, 엽산 등이 있는데 다량 섭취하더라도 소변으로 곧 배설되기 때문에 과잉증은 생기지 않는다.

우리 몸에서 필요한 3대영양소라 불리는 단백질, 탄수화물(당질), 지방과 더불어 비타민, 미네랄을 포함하여 5대 영양소라고 한다. 비타민은 매일, 식품이나 영양제로 섭취해야만 한다. 여기에서 일반적으로 우리가 알기 쉬운 유익한 점만 간추려 보았다.

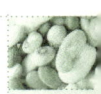

▶ 비타민A(카로틴=Carotin)

상피조직(上皮組織)의 정상기능 유지 시력보호, 뼈의 성장, 암의 예방에 효과적이다.

- 식품 → 우유, 치즈, 버터
- 카로틴 - 녹색야채, 시금치, 토마토, 양배추, 무, 김 등이 있다.

▶ 비타민B1(티아민)

신경조직의 기능을 유지해주며 만성피로와 스트레스 해소에 효과가 있다.

- 식품 → 생선의 눈, 토마토, 당근, 배아, 표고버섯 등이 있다.

▶ 비타민B2(리보플라민)

성장촉진, 피부나 점막의 생리 작용에 효과가 있다.

- 식품 → 어묵, 간유, 우유, 어란, 무잎 등이 있다.

▶ 비타민B6(피리독신)

아미노산 대사에 관여, 신경보호에 효과가 있다.

- 식품 → 소의 간, 돼지고기, 바나나, 고구마, 효모, 우유 등이 있다.

▶ 비타민B12 (코발라민)

핵산(核酸), 단백질대사와 적혈구의 성숙과정에 관여하여 효과를 본다.

- 식품 → 동물의 간, 작은 물고기, 계란 노른자, 치즈 등이 있다.

▶ 비타민B17 (트렐)

암세포 사멸, 건강세포 활성화에 효과가 있다.

- 식품 → 살구씨, 비파잎 등이 있다.

▶ 비타민P

모세혈관 투과성 증가를 억제, 동맥경화, 고혈압 예방, 혈관을 튼튼하게 한다.
- 식품 → 사과, 레몬 등이 있다.

▶ 비타민U

위궤양에 작용하는데 양배추에 많이 들어 있다.

비타민A, C, E가 뇌졸중을 방지하는데 필요한 비타민이라는 뜻이 있다.

사포닌(Saponin)

물에 잘 녹으며 거품이 일어나는 물질인데 인삼의 주성분이며 더덕뿌리에도 들어 있다

- EPA의 작용

EPA는 혈전 생성을 억제하여 혈액순환계 질병을 예방하고 DHA는 두뇌 생성 및 발달에 직접 관여하는 뇌를 위한 영소라고 할 수 있다.

자세한 작음은 다음과 같다.
1. 혈액의 응고를 억제한다.
2. 혈액중의 불필요한 콜레스테롤치를 낮춘다.
3. 중성지방을 저하한다.

- DHA의 작용
1. 혈액의 응고를 억제하는데 EPA보다 약하다.
2. 혈액중의 불필요한 콜레스테롤을 저하시키는데 EPA보다 강하다. 동맥경화, 고혈압, 혈전증 등의 예방효과가 다른 건강식품에 비해 뛰어나다고 하겠다.

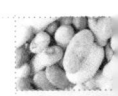

모든 생선에는 껍질에 단백질, 지방, 비타민, 미네랄 등이 쌀보다 도 더 많이 들어 있다.

◐ 섬유질(纖維質)

생물체의 몸을 이루는 가늘고 긴 실같은 물질을 섬유라고 한다.
섬유식품은 만성병 예방과 노화방지에 효과가 있으며 무병장수에 크게 기여하는 식품이다.
1. 소화물의 창자내 통과를 단축시켜준다
2. 유해물질의 농도를 희석하여 준다.
3. 여러 가지 공해물질, 유해한 식품, 첨가물 등을 섬유소가 둘러 싸 흡수되지 않게 한다.

많이 들어 있는 식품으로는 보리, 밀, 옥수수, 콩, 감잎, 야채, 과일, 미역 등이 있다.

◐ 엠프티칼로리(Empty Cal) 식품

칼로리는 있으나 단백질, 비타민, 철분 등이 전혀 없고 거의가 당(糖)인 식품을 말한다.

어린이나 여성, 노인들이 이 식품을 먹게 되면 식욕이 떨어지고 결과적으로 영양이 균형을 잃으며 빈혈 등 영양부족이 되기 쉬운데 청량음료수(특히 사이다, 콜라) 스낵과자류가 대표적 식품이다.

특히 비만인 사람은 먹지 않는 것이 좋다. 대신 인삼을 갈아서 즙을 마신다거나 가을에 오미자(五味子)를 생수에 담가서 땅에 묻어 오래두었다가 그 물을 마시면 좋은 드링크제가 될 수 있다.

❍ 엽록소(葉綠素)

엽록소는 엽록체 안에 들어있는데 한 개의 엽록체는 수십 개에서 수백 개의 입자가 모인 것으로 그 한 입자는 단백질과 지방질의 둥근관이 엇갈려 있다.

녹색채소에는 엽록소가 많이 들어 있는데 다음과 같은 작용이 있다.
1. 세포부활 및 항알레르기
2. 조혈 및 지혈
3. 말초혈관 확장
4. 상처 치유촉진

가장 쉽게 구할 수 있는 재료가 무이며 매우 훌륭한 재료이다.

❍ 요오드

요오드는 병적인 조직에 모여들어 혈액순환을 활발히 하여 병적 조직의 흡수를 촉진시키고 상처를 빨리 아물게 하는 작용이 있다. 또 심장, 근육, 지방조직의 중성지방을 제거하는 작용도 한다. 동맥경화증, 고혈압증의 혈압을 낮추고 뇌출혈을 예방하는 효과가 있는데 요오드가 많이 들어 있는 식품은 미역이다.

❍ 정장효과

사람의 창자에 살고 있는 미생물 중 우리 몸에 이로운 균은 발육을 돕는 반면, 해를 끼치는 균의 생육을 억제하는 것을 말한다.

유해균이 만들어내는 독성물질들은 인체에 자가중독을 일으키게 하여 건강을 해치게 된다. 건강장수를 위해서는 정장작용이 중요한데 유산균 음료와 유산균 제제가 이 작용을 하는 것으로 알려져 있다.

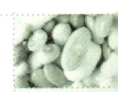

◯ 카로틴(Carotin)

프로패셔널 비타민이라고도 불리는 것으로서 체내에 일단 흡수되면 비타민A로 변한다.

비타민A는 C와 함께 인체 내의 모든 기관에 있는 점막의 활동을 강화시켜 주는 작용을 한다.

점막의 저항력이 저하되면 방광이나 신장, 소화기, 입, 귀, 눈에 장해가 일어난다.

◯ 칼륨(Kalium)

칼륨은 고혈압의 원인이 되는 염분(나트륨)을 길항하는 작용으로 여기에 수반되는 해독(害毒)을 방지하여 준다.

기능으로는 다음과 같다.

1. 혈액 중의 산알카리 밸런스를 조절한다.
2. 신경이나 자극 전달을 원활히 한다.
3. 심장박동을 조절한다.
4. 세포 내의 기능을 높인다.

칼륨이 많은 식품은 채소, 과실, 감자, 고구마 등이며 특히 푸른 잎채소에 많이 들어 있다. 열에는 강하여 뜨거운 물로 데치거나 삶으면 파괴되지는 않으나 수용성이기 때문에 상당히 많은 양이 빠져나오게 되는 것이다.

◯ 칼슘(Calcium)

칼슘은 골격의 성장과 유지, 효소반응의 활성화, 호르몬 분비에 중요한 역할을 하며 신경자극 전달 등으로 두뇌 건강에도 필수적인 영양소이다.

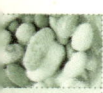

또 혈액의 응고 작용을 풀어 혈행을 원활케 해주고 근육구축을 증강시켜 왕성한 체력을 유지시켜 준다.

생체 이용물이 높은 칼슘은 생수, 생우유, 굴에 함유된 칼슘이며 멸치, 소뼈, 야채 등에도 이용률은 낮으나 다량의 칼슘이 들어 있다.

또 뇌신경의 이상 흥분을 진정시키고 끈기 있게 정신집중을 시키는 작용도 있다.

◯ 콜레스테롤(Cholesterol)

액체 비누 같은 물질인데 매일 간에서 1000mg 가량이 생산된다고 한다.

이것이 없으면 인체는 호르몬이나 비타민D, 담즙산 신경섬유의 수초를 만들지 못하므로 콜레스테롤은 우리가 생명을 유지하는데 없어서는 안 될 영양분이기도 하다.

반면 철제 수도관 안에 녹이 끼듯 동맥 안에 누르스름한 플라크라는 퇴적물인 지방성 물질을 만들어 내기도 하는데 이것이 원인이 되어 동맥혈관을 좁혀 혈액순환을 방해하게 된다.

콜레스테롤은 HDL과 LDL이 있는데 HDL은 혈관에 붙어 있는 콜레스테롤을 제거해 주므로 좋은 콜레스테롤이며, LDL은 혈관벽에 붙어서 동맥경화의 원인을 일으키니 나쁜 콜레스테롤이라고 할 수 있겠다.

식품 중에 표고버섯은 HDL은 증가시키며 LDL은 감소시킨다. 미역은 HDL은 그대로이나 LDL은 감소시키는 작용을 한다.

◐ 탄수화물

　포도당, 과당 등 단당류나 다당류가 결합한 당질을 말하는데 탄소, 수소, 산소의 3원소로 이루어져 몸의 주요에너지원이 된다.

　쌀, 빵, 면류, 고구마, 설탕 등이 대표적인 식품이다. 과일이나 꿀 등의 단당류는 흡수가 가장 잘되며 몸에 부담을 주지 않지만 피하지방으로 변화되기 쉬운 특징이 있다.

　고구마, 바나나, 밤 등의 다당류는 단당류보다 흡수율이 떨어지지만 이들 식품은 포도당이 된 다음 흡수됨으로 양적으로 가장 많이 흡수하게 되는 것이다.

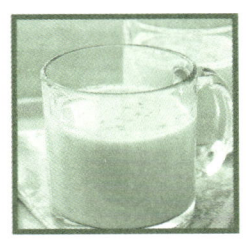

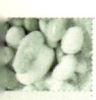

야채의 중요 성분표

식품명		칼로리	단백질	지방질	당질	칼슘	비타민A A효력	비타민A 카로틴	비타민 B1	비타민 B1	비타민 C
영양가 용량		cal	g	g	g	mg	I.U.	I.U.	mg	mg	mg
시금치		28	3.0	0.4	3.9	98	2.600	8.000	0.12	0.03	100
실파		29	1.9	0.3	5.0	38	500	1.500	0.05	0.15	30
아스파라거스	그리인	29	4.3	0.3	3.6	29	330	1.000	0.16	0.36	90
	화이트	23	2.4	0.3	3.3	25	10	50	0.16	0.30	30
땅두릅		14	1.0	0.2	2.4	13	0	0	0.06	0.02	5
풋콩		125	12.1	3.6	11.3	98	130	400	0.30	0.07	45
순무날것		22	1.5	0.1	4.3	25	0	0	0.03	0.03	20
박고지		233	6.0	0.6	49.2	320	0	0	0.20	0.04	0
양배추		24	1.6	0.2	4.4	45	33	100	0.08	0.05	50
오이날것		9	0.7	0.1	1.4	19	33	100	0.02	0.02	15
우엉		75	4.1	0.1	14.8	47	0	0	0.30	0.05	2
강낭콩(꼬투리)		36	2.0	0.2	6.9	57	100	300	0.10	0.05	20
완두콩(꼬투리)		45	3.6	0.2	8.6	46	160	500	0.18	0.13	20
생강	날것	51	2.1	0.9	8.2	17	3	10	0.01	0.03	5
	붉은생강	31	1.4	0.6	4.3	15	0	2	0.01	0.03	0
수박		21	0.4	0.1	5.2	14	26	80	0.02	0.02	5
토란줄기	날것	10	0.7	0.1	1.4	27	56	170	0	0.05	10
	말린것	160	10.8	1.5	21.5	400	330	1.000	0	0.40	0
샐러리		20	0.7	0.1	4.0	37	6	20	1.03	1.02	10
잠두		89	7.0	0.3	13.6	27	33	100	0.05	0.07	25
무날것		25	1.1	0.1	4.7	38	0	0	0.03	0.04	30

상기 도표는 신선한 야채를 먹을 수 있는 재료 100g을 기준으로 하여 작성되었다.

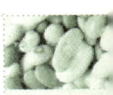

야채의 중요 성분표

식품명	칼로리	단백질	지방질	당질	칼슘	비타민A A효력	비타민A 카로틴	비타민 B_1	비타민 B_1	비타민 C
영양가 용량	cal	g	g	g	mg	I.U.	I.U.	mg	mg	mg
큰 산 파	27	2.2	0.4	4.3	85	500	1.500	0.07	0.09	30
순무잎 날것	28	2.7	0.3	4.3	130	2.000	6.000	0.11	0.41	50
호 박	54	1.1	0.2	11.9	44	330	1.000	0.03	0.03	20
갓	29	3.1	0.3	3.5	160	1.600	5.000	0.05	0.20	20
유 채	20	2.3	0.2	2.6	170	2.000	6.000	0.10	0.15	90
쑥 갓	22	1.3	0.3	3.6	74	2.000	6.000	0.10	0.25	50
미나리(연하고 흰것)	18	1.3	0.2	2.6	86	330	1.000	0.04	0.07	10
무 잎 날 것	49	5.2	0.7	7.1	190	3.000	9.000	0.10	0.30	90
상추 여름상추	16	1.2	0.2	2.8	56	1.200	3.600	0.06	0.06	15
상추 알 상추	14	1.0	0.2	2.4	21	66	200	0.06	0.06	5
고 추 잎	48	6.0	1.1	5.2	360	3.300	10.000	0.04	0.28	100
부 추	33	2.3	0.5	5.2	40	2.000	6.000	0.07	0.30	30
홍 당 무	51	1.3	0.2	10.9	35	1.300	4.000	0.06	0.04	7
파 슬 리	50	3.7	1.0	7.2	200	1.80	5.600	0.20	0.24	200
피 망	28	1.3	0.4	4.0	10	330	1.000	0.01	0.07	100
송이버섯 (날것)	22	2.5	0.2	2.9	4	0	0	0.10	0.08	10
양 파	40	1.2	0.2	8.3	40	6	20	0.03	0.02	10
옥 수 수	124	3.8	2.1	22.9	5			0.05	0.08	5
토 마 토	33	1.3	0.3	6.9	3	130	400	0.08	0.03	20
가 지 날 것	20	1.0	0.2	3.7	16	6	20	0.05	0.03	5

상기 도표는 신선한 야채를 먹을 수 있는 재료 100g을 기준으로 하여 작성되었다.

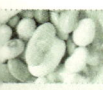

야채의 중요 성분표

식품명	칼로리	단백질	지방질	당질	칼슘	비타민A A효력	비타민A 카로틴	비타민 B_1	비타민 B_1	비타민 C
영양가 용량	cal	g	g	g	mg	I.U.	I.U.	mg	mg	mg
마 늘	84	2.4	0.1	19.3	18	16	50	0.22	0.08	20
파 [의대파	26	1.5	0.1	5.4	50	130	400	0.05	0.10	25
재래종	23	1.6	0.2	4.1	65	330	1.000	0.05	0.10	30
배추 날것	15	1.4	0.1	2.5	33	33	100	0.05	0.05	40
머 위	9	0.7		1.2	43	16	50	0.02	0.02	2
양 파	17	1.2	0.1	2.1	33	23	70	0.07	0.06	5
콩 나 물	18	3.0	0.1	2.2	15	1	5	0.15	0.06	25
영교 날것	49	2.2	0.3	9.7	22	0	0	0.05	0.05	10
연 뿌 리	62	2.4	0.1	13.4	20	0	0	0.05	0.03	20
고비 [날것	38	3.1	0.2	4.3	9	16	50	0	0.04	15
말린것	257	17.6	2.7	45.3	65	0	0	0	0.40	0
고사리 [날것	36	2.3	0.4	6.5	11	66	200	0	0.30	30
말린것	253	26.8	1.2	37.0	75	660	2.00	0	0.30	0

상기 도표는 신선한 야채를 먹을 수 있는 재료 100g을 기준으로 하여 작성되었다.

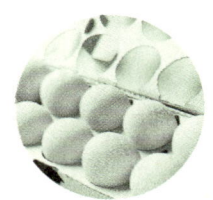

제3부

계절에 따라 필요한 녹즙 건강법

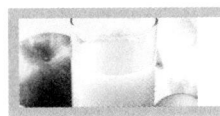 1. 사계절 녹즙 건강법

사과, 샐러리 주스 ⇨ 혈압강화, 변비해소

사과즙은 신체를 튼튼하게 하고 정화한다. 칼륨 및 나트륨, 인이 풍부하다. 기름진 음식물의 소화를 도와 대사 작용을 하고, 신장(腎臟)에 좋으며 장의 운동을 촉진한다. 뛰어난 혈액정화제로서 변비(便秘), 간장 기능부전, 발진, 안색이 좋지 않은 사람과 빈혈에 좋다.

샐러리는 철분이 많아 조혈(造血)에 크게 작용하고 메치오닌은 간의 작용을 도와주며 지방성간이 안 되게 하는 필수아미노산이 함유되어 있다.

샐러리 반줄기 정도면 하루에 필요한 비타민B1의 3분지1 이상을 섭취하게 된다.

- 사과, 샐러리, 당근, 요구르트(적당량)을 넣어 믹서에 넣고 주스를 만든다.

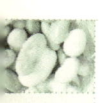

바나나 주스 ⇒ 변비예방, 위장장애

　바나나는 과일 중에서 칼로리가 가장 높고 당질이 많은 식품이다. 지방과 나트륨이 적기 때문에 심장병, 간경변 등 나트륨의 부담을 경계해야 할 환자도 안심하고 먹을 수 있다.
　당질은 소화흡수가 잘 되므로 위장장애나 설사 또는 위하수 증세가 있는 사람에게도 좋은 식품이다.
　바나나는 껍질에 갈색반점이 하나 둘 나타났을 때가 맛이 제일 좋다.
　바나나는 12℃ 이하의 찬 곳에서는 저온 장해를 일으키므로 냉장고에 넣어 두는 것은 쉽게 변질시키는 결과가 되는 것이다.

- 바나나, 벌꿀, 우유 적당량을 넣어 믹서에 넣고 주스를 만든다.

양배추 주스 ⇒ 위궤양, 십이지장궤양

　위궤양에 좋은 효능을 나타내는 비타민U가 들어 있다.
　양배추는 민간요법에서 많이 쓰는데 씨는 잠을 오게 하는 작용이 있어 불면증에 좋다.
　양배추 주스는 강장제로 유효하며 당뇨병환자가 장복하면 좋고 과음한 다음날 양배추 수프를 먹으면 위를 보호한다.
　또한 양배추는 유황과 염소를 다량으로 가지고 있으며 상당량의 요오드를 함유하고 있다. 유황과 염소는 하나로 되어 위장의 점막을 깨끗하게 한다. 양배추 즙은 한 가지만 그대로 마시거나 또는 소금을 넣지 않고 취해야 한다.

• 양배추, 요구르트를 적당량 넣어 믹서기에 넣고 주스를 만든다.

피망·당근 주스 ⇨ 해독작용, 빈혈, 모발생육

피망은 비타민A와 C가 풍부한 대표적인 녹황색 채소이다.
중간쯤 되는 크기의 피망을 하루에 2~3개 정도 먹으면 비타민C의 하루 필요량이 충족되는 것이다.
당근은 비타민A가 동물의 간과 비교될 정도로 많이 들어 있으므로 채소 중에서는 비타민A의 왕이라 할 수 있다.
당근의 붉거나 노란 색소는 카로틴인으로 우리 몸안에서 비타민A로 변하여 이용된다.
빈혈, 저혈압, 야맹증, 피부미용에 좋다. 날것으로 먹을 때 석유냄새가 나는 일이 있는데 그것은 당근의 독특한 향기 성분이므로 혼합해서 먹으면 향기가 좋다.

• 피망, 당근, 벌꿀, 요구르트 등을 적당량 믹서에 넣고 주스를 만든다.

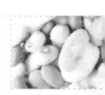

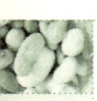

2. 봄에 좋은 건강 녹즙법

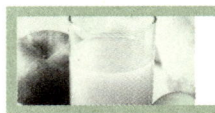 **쑥·사과 주스** ⇨ 피로회복, 저항력강화

쑥에는 비타민A와 C의 함량이 많고 치네올이라는 정유(精油)가 독특한 쑥냄새를 나게 한다. 쑥은 우리 몸의 나쁜 기운을 제거하고 수명을 길게 한다고 알려져 왔다.

재생, 부활, 살균, 소염 작용이 강하여 주로 뜸에 이용되며 배가 자주 아플 때 쑥으로 즙을 내어 아침 공복시에 먹으면 통증이 한결 나아진다. 약쑥은 바닷가나 섬에서 채취한 것이 약효가 좋은 것으로 알려져 있다.

사과 성분 중 중요한 것은 당분, 유기산, 펙틴이다.

당분은 대부분이 포도당과 과당으로서 흡수가 잘되며 유기산은 0.5% 정도로 사과산, 구연산, 주석산(酒石酸) 등이 들어있어 우리 몸 안에 쌓인 피로물질을 빨리 분해시킨다.

또 정장(整腸) 작용과 변비에 좋은 펙틴이 많아 유독물질의 흡수를 막아주므로 소화에도 크게 도움을 준다.

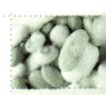

- 쑥, 사과, 벌꿀, 요구르트를 적당량 믹서에 넣어 주스를 만든다.

당근 · 샐러리 주스 ⇨ 눈의 피로, 간기능강화

　칼륨이 풍부하여 이 혼합 주스는 실제로 유기 미네랄과 염분을 전반적으로 함유한다. 생으로 섭취하면 칼륨즙은 노소를 불문하고 아주 좋은 음식물이다. 샐러리와 반반씩 혼합한 것은, 기상시 위의 상태를 조정해 주는 점에서 우수하다.

　샐러리는 철분이 많아 조혈(造血)에 크게 작용하고 메치오닌은 간의 작용을 도와주며 지방성간이 안되게 하는 필수아미노산인 것이다.

　샐러리 반줄기 정도면 하루에 필요한 비타민B_1의 3분의1 이상을 섭취하게 된다.

- 당근, 샐러리, 벌꿀, 우유나 요구르트를 적당량 믹서에 넣어 주스를 만든다.

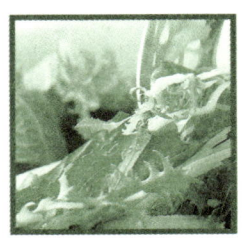

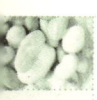

미나리·양배추 주스 ⇨ 혈압강화, 위장장애

　미나리는 독특한 향기가 있어 입맛을 돋구어 준다. 또 철분이 풍부하며 섬유가 있어 변비에 좋다.
　혈압강하, 해열, 진정, 일사병 등에 효과가 있고 땀띠가 심할 때 즙을 바르면 잘 낫는다.
　위궤양에 좋은 효능을 나타내는 비타민U가 들어 있다.
　양배추는 민간요법에서 많이 쓰는데 씨는 잠을 오게 하는 작용이 있어 불면증에 좋다.
　양배추 주스는 강장제로 유효하며 당뇨병환자가 장복하면 좋다. 과음한 다음날 양배추 수프를 먹으면 위를 보호한다.
　또한 미나리는 카로틴이나 비타민B_{21}, 칼슘, 철 등이 풍부함으로, 체력 향상에 중요한 야채이다.
　살갗이 거칠어질 때나 변비 등에도 좋다.

- **미나리, 양배추, 사과, 벌꿀, 우유나 요구르트를 적당량 믹서에 넣고 주스를 만든다.**

3. 여름에 좋은 건강 녹즙법

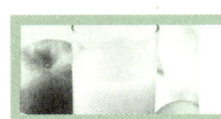 수박·오이 주스 ⇨ 부종치료, 이뇨작용

　수박은 이뇨제로서 부종에 효과가 있으므로 수박탕을 만들어 먹으면 신장병에 좋다.
　요도염, 방광염에 좋으며, 염증을 없애고, 해열하는 효과도 있다.
　수박은 평소에 병이 잘 나거나 위하수인 사람은 설사를 하기 때문에 많이 먹으면 좋지 않다.
　오이즙은 가장 좋은 이뇨제로서 오줌의 분비를 촉진한다. 오이즙은 특히 당근, 시금치즙과 혼합하면 규소와 유황의 함유량이 많기 때문에 모발의 성장도 촉진한다.
　오이즙은 칼륨 40%이상, 나트륨 10%, 칼슘 75%, 유황 20% 그리고 염소 7%를 포함한다.

- 수박, 오이(껍질째), 벌꿀, 우유 적당량을 믹서에 넣어 주스를 만든다.

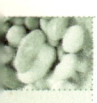

아스파라거스 주스 ⇨ 고혈압, 류머티즘

아스파라거스즙을 복용하면 고혈압에 효과가 좋다. 당뇨병과 빈혈증은 그것에 특효가 있는 야채즙과 아스파라거스를 혼용하면 효과가 있다.

아스파라거스즙은 신장 속이나 모든 근육계의 수산(蓚酸)의 결정을 붕괴시키므로 류머티즘, 신경통에 효과가 있다.

류머티즘은 요소(尿素)를 과잉 생성시키는 육류나 유제품의 최종 산물이 다량의 요소를 만드는 결과로 생긴다.

우리의 신체는 이른바 '완전한 단백질'을 완전히 소화시키지 못하므로 그것을 먹음으로써 생기는 요산(尿酸)의 대부분이 근육 중에 흡수되게 된다.

- 아스파라거스, 무, 벌꿀, 사과를 믹서에 넣고 요구르트를 적당량 넣어 주스를 만든다.

샐러리·토마토 주스 ⇨ 해독작용, 간, 신장강화

샐러리는 비타민 B_1와 B_2의 함량이 다른 채소보다 10배 들어있고 조혈작용을 하는 철분이 많은 것이 특색이다.

- 신진대사를 촉진하여 신경계 질환을 안정시킨다.
- 축적된 피로를 몰아내고 스태미너를 증진시킨다.

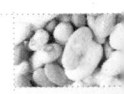

- 위의 활동을 원활하게 한다.

　먹을 때 약간 진한 냄새가 나는 것은 칼슘의 과잉으로 인한 것이니 그대로 먹어도 좋다.
　토마토는 가지과에 속하는 한해살이풀로서 건조한 곳에 잘 자란다. 토마토는 비타민 B_1, B_2, C가 많이 들어 있어 변비나 피부미용에 아주 좋으며 혈액순환을 도와 소화를 촉진한다.
　매일 토마토 3개 씩을 먹으면 혈압을 내려주는 역할을 한다.

- 샐러리, 토마토, 레몬, 벌꿀, 우유나 요구르트 적당량을 믹서에 넣어 주스를 만든다.

파인애플 · 사과 주스 ⇨ 기미, 주근깨, 위기능 강화

　파인애플은 상쾌하고 달콤한 향기가 있고 아무리 풋내가 나는 주스라도 맛있게 만든다.
　한 조각으로 하루의 비타민C를 충분히 취할 수 있고, 또 단백질 분해효소, 브로메린이 있으므로 고기나 생선요리의 디저트에도 최적의 과일이다.
　사과를 갈아서 먹으면 소화액에 작용하고 이것을 조정하여 위염산을 만드는 작용을 한다. 사과즙은 좋은 침정제로서 반산성(半酸性) 사과일수록 더 좋다.
　대체로 사과는 알칼리성 식품으로 매우 유익한 능금산을 함유하

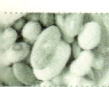

고 있는데, 짠 즙이 적게 나오는 것은 알칼리가 많고, 많이 나오는 것은 산이 많다.

보통은 알칼리 3에 대하여 산이 1의 비율로서 즙이 현저하게 많은 종류는 반산성이다. 그 산도가 강한 것이 혈액을 정화하는 작용을 한다.

반산성의 사과식은 통풍(痛風)과 류머티즘을 치유하는 작용을 하고 간장을 정화하여 기미, 주근깨를 억제시키는 기능을 촉진한다.

- **파슬리**(小), **레몬**(小), **샐러리**(小), **파인애플**, **사과와 요구르트 적당량**을 믹서에 넣어 주스를 만든다.

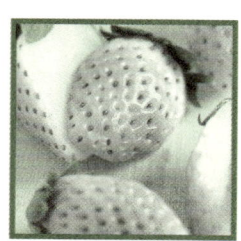

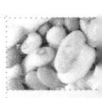

4. 가을에 좋은 건강 녹즙법

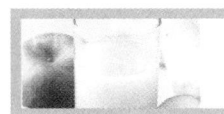 주스 ➪ 피로회복, 빈혈증세 개선

포도의 성분은 사과산, 구연산, 포도산, 탄닌, 인산, 에닌(색소) 등이며 포도씨에는 15~20%정도의 지방유가 들어 있다. 또 칼슘, 철분이 많은 알칼리성 식품이며 비타민A, B_1, B_2, C를 함유하고 있다. 특히 흑포도는 혈액으로부터 악액(惡液)을 일소하고 유기 조직에서 장해물을 제거하는 정화작용을 한다.

또한 이뇨제로서 배뇨를 용이하게 하고, 강장제(强壯劑)로서 활력 재생에 현저한 효과를 가지고 있다. 신장 질환에 효과가 있으며 포도즙은 완화제(緩和劑)로 쓰인다. 맥박 또는 고열을 경감시키고 모든 열병에 적용한다. 특히 포도의 교즙(絞汁)은 인후의 염증, 폐의 흔충 혹은 신장의 흔충 등에 좋다.

포도즙은 소화 장애, 위장, 간장의 질환에 특효가 있으며 신경 계통을 강인하게 한다. 또 암세포를 해소시킨다.

• 포도껍질째로 요구르트와 함께 믹서에 갈아 주스를 만든다.

무화과·포도주스 ⇨ 위장기능강화, 고질변비

무화과는 꽃이 없어서 무화과라고 하나 실은 화낭 속에 들어 있어 보이지 않을 뿐이다.

무화과 열매는 식욕을 증진시키고 설사를 멈추며 해열, 정장, 치질, 변비 등에 효과가 있다.

- 무화과, 포도, 요구르트(적당량)을 믹서에 넣어 주스를 만든다.

감·양배추 주스 ⇨ 숙취, 위·간장강화

감은 위장을 튼튼하게 하며, 간의 기능을 돕고, 만성피로와 권태를 없애준다.

- 설사를 멎게 하고 배탈을 낫게 해주는 것으로 알려지고 있다.
- 지혈작용도 있다.
- 숙취예방과 치료에도 좋다.

다만 변비증세가 있는 사람은 감을 먹지 않는 것이 좋다.

감을 먹을 때 게를 같이 먹으면 설사를 일으킨다.

양배추는 민간요법에서 많이 쓰는데 씨는 잠을 오게 하는 작용이 있어 불면증에 좋다.

양배추 주스는 강장제로 유효하며 당뇨병 환자가 장복하면 좋고 과음한 다음날 양배추 수프를 먹으면 위를 보호한다.

또한 양배추는 유황과 염소를 다량으로 가지고 있으며 상당량의 요오드를 함유하고 있다.

유황과 염소는 하나로 되어 위장의 점막을 깨끗하게 한다. 양배추즙은 한 가지만 그대로 마시거나 또는 소금을 넣지 않고 취해야 한다.

- 단감, 배추, 사과, 파슬리, 요구르트를 믹서에 적당량 넣어 주스를 만든다.

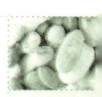

복숭아 주스 ⇨ 변비예방, 혈액순환강화

복숭아에는 유기산이 많아 그것이 니코틴과 작용해서 담배의 독성을 줄이게 되지 않는가 추측되며, 알카리성 식품이기 때문에 저항력을 기르는 데에도 크게 도움을 준다.

복숭아는 페크친이 풍부하여 변비의 해소를 돕는다. 복숭아의 꽃봉오리를 건조시킨 것을 한방에서는 백도화(白桃花)라고 하며, 켄페롤이라는 성분에 이뇨작용이 있다.

변비가 심한 사람에게는 복숭아즙 요구르트가 장(腸)의 연동작용을 활발하게 하므로 매우 좋다.

- 복숭아 한 개를 껍질을 벗겨서 씨를 버리고, 네 조각 정도로 잘라서 믹서에 넣는다. 여기에 요구르트 1컵을 넣고 오렌지즙을 넣

어 믹서에 돌린다.
- 복숭아, 오렌지즙, 요구르트 적당량을 믹서에 넣고 주스를 만든다.

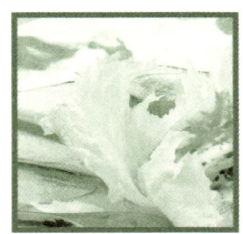

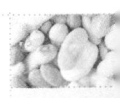

5. 겨울에 좋은 건강 녹즙법

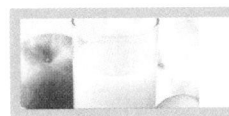 **쑥갓 · 샐러리 주스 ⇨ 위장강화, 체력증강**

위를 따뜻하게 하고 장을 튼튼하게 해주며 청혈작용과 함께 체질개선에 도움을 준다.

몸이 나른한 분에게 권하고 싶은 비타민, 미네랄이 풍부한 주스이다.

또 비타민B_1, B_2도 많이 함유돼 있어, 구각염(口角炎), 구내염(口內炎) 등이 생겼을 때, 하루 두세 잔을 3, 4일 계속 마시면 효과적이고 위장기능과 체력증강에 좋다.

샐러리는 철분이 많아 조혈(造血)에 크게 작용하고 메치오닌은 간의 작용을 도와주며 지방성간이 안되게 하는 필수아미노산이다. 샐러리 반줄기 정도면 하루에 필요한 비타민B_1의 3분의1 이상을 섭취하게 된다.

- 쑥갓, 샐러리, 사과, 요구르트를 믹서에 넣어 주스를 만들고 레몬즙을 넣는다.

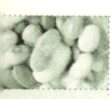

무·귤 주스 ➪ 감기, 동맥경화, 중풍예방

무의 달작지근한 맛은 포도당과 설탕이 주성분이며 매운맛은 유황 화합물 때문인데 날무를 먹고 트림을 하면 그것이 휘발되어 고약한 냄새가 난다.

무잎에는 비타민A, C, B_1, B_2, 칼슘 등이 들어있어 영양가가 매우 우수하며 껍질에는 속보다 비타민C가 배나 더 들어 있으므로 껍질을 버리지 말고 깨끗이 씻어서 먹는 것이 좋다. 피부와 점막을 튼튼하게 하는 작용이 있으며 겨울철 감기 예방의 효과가 인정되고 있다. 귤의 껍질에는 비타민C가 과육보다 4배 가량이나 더 들어 있고 향기성분인 정유(精油)가 들어 있는 것이 특색이다.

- 무, 무청잎, 귤, 사과, 요구르트 적당량을 믹서에 넣고 주스를 만든다.

미나리 주스 ➪ 해독작용, 혈압강화, 당뇨병

미나리는 독특한 향기가 있어 입맛을 돋구어 준다. 또 철분이 풍부하며 섬유가 있어 변비에 좋다. 혈압강하, 해열, 진정, 일사병 등에 효과가 있고 땀띠가 심할 때 즙을 바르면 잘 낫는다.

위궤양에 좋은 효능을 나타내는 비타민U가 들어 있다.

- 미나리, 파슬리, 레몬, 사과, 요구르트를 적당량 믹서에 넣고 주스를 만든다.

시금치 주스 ⇨ 조혈작용, 빈혈치료

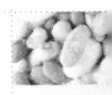

　시금치에는 카로틴, 비타민C 이외에 KE, 니코틴산, 칼슘, 인, 철 등이 함유되어 있다.
　시금치 잎에는 철분과 뿌리의 붉은 부분은 조혈성분인 코발트가 들어 있어서 위를 튼튼하게 하고 혈액순환을 활발하게 하며 조혈작용을 하므로 빈혈을 치료한다.
　시금치에는 비타민A가 다량으로 함유되어 있어서 해독작용을 하고, 비타민B₂, C는 피부를 튼튼하고 아름답게 하는 역할을 한다.
　수산(蓚酸)이 들어있어 칼슘과 결합하므로 칼슘의 흡수를 방해하며 오랫동안 많이 먹으면(1일 500g 이상) 신장이나 방광에 결석이 생긴다고 한다.

- 시금치, 당근, 사과, 요구르트를 믹서에 넣고 주스를 만든다.

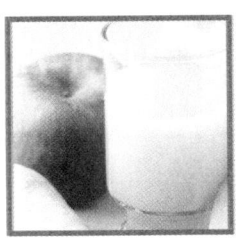

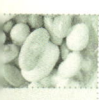

쉬어 가는 곳

- 생주스는 중요한 영양소의 거의 100퍼센트가 소화기관에 부담을 주지 않고 위로부터 직접 혈액으로 동화한다.

- 생주스는 신체 자신의 자연치유 활동과 세포의 재생을 위한 필요한 물질을 공급하여, 병의 회복을 촉진한다.

- 생주스는 혈액과 조직의 산·알칼리의 균형을 정상화하기 위한 매우 중요하고 풍부한 알칼리를 보급한다.

- 주스 중에 포함되어 있는 신체에 쉽게 동화되는 유기 미네랄, 특히 칼슘, 칼륨, 규소(硅素) 등이 조직과 세포에 생화학적 미네랄의 균형을 회복시킨다.

- 생주스는 천연의 약용 물질, 식물성 호르몬과 항생 물질을 포함하고 있다. 완두콩은 인슐린과 같은 물질을 포함하고, 오이와 양파 주스는 인슐린을 생산하는 췌장 세포에 필요한 호르몬을 함유하고 있다. 마늘, 양파, 무, 토마토의 생주스에는 항생 물질이 포함되어 있다.

위와 같은 것 등이 생야채, 과일 주스가 모든 병의 생물학적 치료법의 중요한 자리를 차지하고 있는 이유가 될 수 있다.

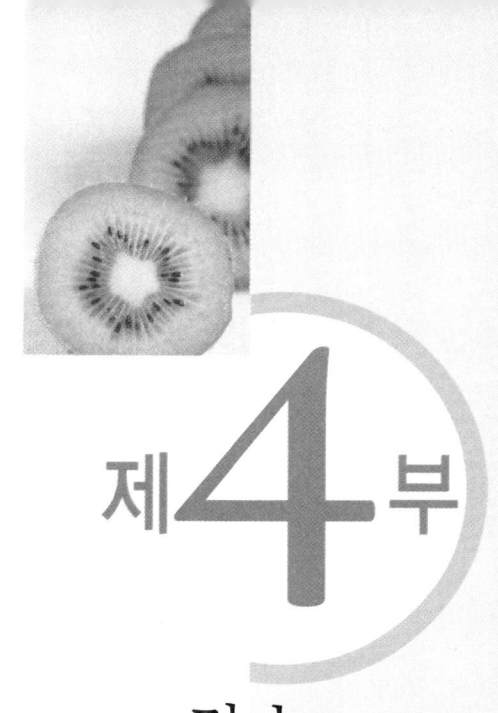

제4부

녹즙재료에 의한 건강증진법

야채주스의 효능 및 만드는 법

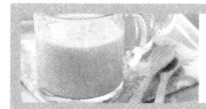 알로에 주스 ➪ 만성변비

알로에는 기공(氣孔)을 닫게 하는 성질이 있어 수분의 손실을 막아주며 또 표면에 생긴 상처를 치유하는 특수한 화학성분을 가지고 있다.

변비를 치료하기 위해 꼭 필요한 섬유소는 섭취하면 위에서 소화되지 않고 바로 장으로 내려간다. 그리고 장벽을 자극해 연동운동을 촉진시키는 것이다.

◯ 효능 및 성분

알로에를 그냥 복용하면 이상한 쓴맛이 있어 레몬이나 밀감 등을 넣어 쓴맛을 줄이기도 하지만, 쓴맛이 강할수록 효과가 있으니 너무 많이 첨가하지는 않는 것이 좋다.

복용약, 외용약으로 효과가 있는데 주스로 만들 경우 써서 마시기가 어렵지만 식초, 레몬즙 등의 신맛을 첨가하면 쓴맛이 누그러진다.

또 사과, 감귤류 등을 즙을 내어 넣어 쓴맛을 약하게 한다. 알로에만을 주스로 할 때는 3cm정도가 적당하다. 양이 지나치게 많으면 심한 설사를 하게 되므로 주의해야 한다.

변비, 피로회복, 체질개선, 혈관을 유연하게 하여 동맥경화예방, 당뇨병예방 및 치료, 불면증, 두통, 숙취로 인한 두통에 좋은 효과가 있다. 위궤양, 십이지장궤양, 피부병 등 다양한 효능이 있는 것으로 알려져 있다.

◐ 만드는 법과 먹는 법
- 알로에, 샐러리, 사과, 레몬과 벌꿀, 요구르트를 넣고 믹서로 갈아 주스를 만든다.
- 알로에 생야채 2~3cm, 샐러리 50g, 사과 1/2개, 꿀 2작은술, 요구르트(적당량)

당근 계란 주스 ⇨ 어린이 영양공급

발육기의 어린이들에게는 영양가가 풍부한 간식이 꼭 필요한데 당근과 계란 노른자를 넣어 만든 주스는 크게 도움이 될 것이다.

◐ 효능 및 성분
당근에는 비타민A가 많이 들어 있어 눈이 피로하거나 눈에 힘이 없는 사람에게 좋다. 또 허약체질이거나 몸이 자주 피로한 사람에게는 체력을 증가시켜주는 효과가 있다. 당근이 체력 증강에 효과

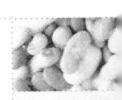

를 보이는 것은 필수 아미노산과 효소가 많이 들어 있기 때문이다.

뿐만 아니라 비타민C와 칼슘도 상당량 들어 있어 저항력이 강해지고 각종 염증을 예방한다.

달걀 1개의 중량은 50~70g정도이며 조성비율은 껍질이 10%, 흰자위가 55%, 노른자위가 35%로 되어 있다.

달걀은 필수아미노산이 균형 있게 들어있어 소위 단백가(蛋白價)가 완전무결한 100으로 되어 있다.

흰자위에는 비오틴을 파괴하는 아비딘과 단백질의 소화작용을 억제하는 안티트립신이 있으며 노른자위에는 콜레스테롤이 들어 있다. 그러나 아비딘과 안티트립신은 가열하면 모두 파괴되며 또 노른자위에는 콜레스테롤을 용해시키는 레시틴이 함께 들어있다.

달걀의 뾰족한 끝은 차고 둥근쪽은 따뜻해야 하는데 양끝에 혀끝을 대어 보아 같은 온도로 느껴지는 것은 부패된 것이다.

요구르트, 우유 등 유제품에는 양질의 단백질, 칼슘, 비타민A, B가 체내에 흡수되기 좋은 상태로 들어 있어서 어린이에게 적합한 영양공급원이 된다.

◑ 만드는 법과 먹는 법

- 계란 노른자와 꿀을 잘 섞어 갈아진 당근과 함께 믹서기에 넣는다.
- 여기에 요구르트를 넣어 믹서기로 갈아 주스를 만든다.
- 당근 100g, 계란 노른자 1개, 우유 100cc이나 요구르트(적당량) 중 한 가지, 꿀 1작은술

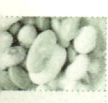

차조기잎·파슬리 주스 ⇨ 노화방지

차조기잎 가루는 혈액순환을 돕는 효과가 있으며 씨(種子)는 이 뇨제로 쓰이고 감기 기침약으로 많이 쓰인다.

젊음이란 몸과 마음 모두 건강을 유지할 때 오래도록 지켜지는 것이다. 적당한 운동과 녹즙 요법으로 몸의 젊음도 지켜보자.

◐ 효능 및 성분

차조기, 파슬리는 카로틴, 비타민B₁, B₂, C, 칼슘 등을 함유하고 있는데 이런 성분들이 혈액정화, 노화방지, 피로 회복을 도와준다.

차조기는 보통 홍자색의 꽃에 자주색 잎을 지닌 약초이다. 그러나 종류에 따라 흰 꽃에 푸른 잎도 있다. 차조기를 고를 때에는 어떤 것이든 색이 선명하고 향기가 좋은 것을 선택해야 한다.

이 주스는 특히 차조기의 독특한 향과 신맛이 잘 조화되어 있어 맛이 좋은 주스이다.

◐ 만드는 법과 먹는 법

- 차조기잎, 파슬리는 잘 씻어 주서기에 넣는다.
- 오렌지와 레몬, 탄산수나 요구르트를 주서기에 넣고 같이 갈아 주스를 만든다.
- 파슬리 20g, 오렌지 1개, 레몬 1/2개, 탄산수 1/3컵이나 요구르트(적당량).

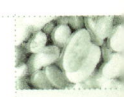

마·샐러리 주스 ⇨ 위장강화, 피로회복

마는 생식을 해도 소화가 잘되며 믹서를 해서 먹을수록 효소가 잘 작용하기 때문에 익혀먹지 않는 편이 좋다.

색이 흰 것은 폐(肺)로 들어가고 달콤한 것은 비(脾)로 들어가므로 비폐를 보하고 장과 위를 튼튼히 하여 강장의 힘도 가지고 있다.

정신과 육체의 피로를 함께 풀어주는 방법으로는 생마를 씻은 뒤 껍질째 믹싱해서 참기름을 약간 섞어 아침 식사후 100cc정도를 약 2개월 정도 복용하면 좋다.

● 효능 및 성분

참마는 강정 효과와 생식능력을 높이는 아미노산이 많이 들어 있다. 또 샐러리는 비타민B1, B2, E를 함유하고 있어 이 두 가지를 함께 먹으면 한층 스태미나가 강화된다.

참마는 흙냄새가 강하게 나기 때문에 물이나 다시마물 등으로 희석하지 않으면 마시기가 힘들다. 이런 때에는 샐러리나 양파 등 향이 강한 야채와 함께 먹으면 상대적으로 냄새가 약해진다.

참마에는 점액질 성분이 많이 들어 있다. 참마를 갈게 되면은 몹시 끈끈하고 미끌거리는데 이것은 무틴, 사포닌, 알란토인 등의 성분 때문이다.

이런 성분은 각각 피부와 내장의 점막을 보호하고 염증을 완화시키며 피로를 회복시키는 등의 작용을 한다. 이러한 성분별 효능이 모두 모아져 스태미나 증강에 도움이 되는 것이다.

피로가 쉽게 풀리지 않는 사람이나 회복기의 환자에게 갈아내린 참마는 아주 효과가 좋은 음식이다.

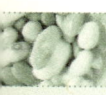

○ 만드는 법과 먹는 법

- 참마는 껍질을 벗겨 식초물에 20분 정도 담가 둔다.
- 샐러리는 줄기 쪽을 큼직하게 썰어두고 양파는 껍질을 벗긴다.
- 참마, 샐러리, 양파를 믹서에 넣고 요구르트와 계란을 넣어 함께 갈아 주스를 만든다.
- 참마 50g, 샐러리 50g, 양파 20g, 계란 1개, 요구르트(적당량)

샐러리 · 밀감 주스 ⇨ 신경통, 류머티즘

신경통이나 류머티즘 등은 중년 이후에 나타나기 쉬운 질병으로 뼈 마디마디가 쑤시고 저리는 것이 대표적인 증상이다.

대체로 일시적으로 통증을 줄이기는 해도 완치되기는 힘들다. 그만큼 오랜 시간에 걸쳐 쌓여온 질병이기 때문에 완치가 어려운 것이다. 샐러리는 철분이 많아 조혈(造血)에 크게 작용하고 메치오닌은 간의 작용을 도와주며 지방성간이 안 되게 하는 필수아미노산인 것이다.

샐러리 반 줄기 정도면 하루에 필요한 비타민B1의 3분의1 이상을 섭취하게 된다.

○ 효능 및 성분

샐러리는 비타민B1과 B2가 특히 많이 들어 있어 신경의 움직임을 부드럽게 하고 건강증진에 도움이 된다.

샐러리는 즙을 내면 소금으로 맛을 내는 것이 좋지만 고혈압이 있는 사람은 레몬즙이나 꿀을 넣는다.

비만이 있으면 류머티즘이 악화되기 때문에 편식을 피하고 균형 있는 영양을 섭취한다. 또 비타민류도 부족하지 않도록 한다.

◯ **만드는 법과 먹는법**
- 샐러리는 깨끗하게 씻어 주서기에 들어가기 좋은 크기로 썬다.
- 밀감은 껍질을 벗기고 샐러리와 레몬을 요구르트와 함께 믹서기로 갈아 주스를 만든다.
- 샐러리 100g, 밀감 2개, 레몬 1/4개, 요구르트(적당량)

표고버섯 · 사과주스 ⇨ 당뇨병, 잔주름

표고버섯을 서양에서는 '생명의 영약'(Elixir of Life)이라고 옛부터 불러 왔다고 하는데 이것은 건강식품으로 유명하였음을 알 수가 있다. 표고버섯 물이 혈관 속을 깨끗이 해주는 콜레스테롤을 만들어준다. 표고버섯 말린 것 30g에 물 1l(온도 20~25℃)를 붓고 하루 저녁 담가두면 된다.

표고버섯의 성분이 우리 인체의 세포에 작용하여 인터페론(「ㅇ」에서 자세한 설명)이라는 물질을 만들어 내게 하여 항암작용까지 한다니 좋은 식품에는 틀림이 없다.

표고버섯은 완전히 우산처럼 벌어진 것보다 채 펴지지 않은 것이 성분 함량이 많다.

표고버섯에 들어 있는 비타민B_1, B_2는 사람들에게는 부족해지기 쉬운 성분으로 기미, 주근깨, 잔주름 등을 예방하는 효과가 있다. 또 말린 표고버섯은 자외선의 영향으로 비타민D_2가 생겨 칼슘의 교체를 좋게 한다.

◯ 효능 및 성분

표고버섯에 함유된 비타민B1은 당질대사에 효과적으로 작용한다. 사과는 향이 좋으면서도 당분이 적어 표고버섯을 믹서한 물을 마시기 쉽게 해준다.

당뇨병은 혈관장애나 그 밖의 각종 합병증을 일으키기 쉬우므로 조기에 발견하고 치료하는 것이 중요하다.

◯ 만드는 법과 먹는 법

- 말린 표고버섯을 물에 살짝 씻어 준비한 분량의 물에 넣어 불린다. 사과는 심을 빼고 표고버섯과 요구르트를 넣고 믹서기로 갈아 주스를 만든다.
- 말린 표고버섯 2장, 사과 1/2개, 요구르트나 우유(적당량)

파파야 주스 ⇨ 허약한 위장보호

파파야 주스는 위장이 약한 사람에게 도움이 된다. 열대지방에서 생산되는 열대과일인 파파야 주스로 건강을 지켜보자.

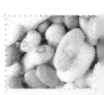

◐ 효능 및 성분

파파야에는 파파인이라고 하는 단백질 분해효소가 들어 있어 소화를 빠르게 한다.

위의 건강을 지키기 위해서는 규칙적인 식생활이 무엇보다 중요한 요건이다. 또한 마음의 안정을 유지하는 것도 필수적인데, 흥분하거나 긴장하게 되면 위점막이 충혈되고 위산분비가 많아져 심한 경우에는 점막이 짓무르게 된다.

파파야는 단맛과 신맛을 지니고 있는데 레몬즙과 꿀로 그 농도를 잘 조절해 주면 좋은 맛을 얻을 수 있다.

◐ 만드는 법과 먹는법

- 파파야는 반으로 쪼개어 껍질과 씨를 제거하고 크게 썰어 믹서기에 넣는다.
- 파파야, 레몬즙, 꿀, 요구르트(적당량), 각얼음을 한꺼번에 넣고 믹서로 갈아 주스를 만든다.
- 파파야 1/4개, 레몬 2/3개, 요구르트(적당량), 꿀 2작은술, 각얼음 약간

무화과 · 살구 주스 ⇨ 숙취, 소화불량

무화과는 꽃이 없어서 무화과라고 하나 실은 화낭속에 꽃이 들어 있어 보이지 않을 뿐이다. 무화과 열매는 식욕을 증진시키고 설사를 멈추며 해열, 정장, 치질, 변비 등에 효과가 있다.

술을 마시면 알코올이 체내에 쌓여 숙취가 생기게 된다. 머리가 아프고 설사를 하거나 구토를 하는 등 숙취는 몹시 고통스러운 증상을 나타낸다.

◐ 효능 및 성분

무화과에는 전분 분해효소인 아밀라아제, 지방 분해효소인 라파제, 단백질 분해효소인 퓨신 등의 효소가 들어 있어 이것이 소화를 도와 소화불량, 식욕이 없을 때 효과가 있다.

무화과는 7월~10월경까지 나온다. 끈적끈적하고 수분이 적어 물이나 우유를 섞어 주스로 마시면 좋다.

씁쌀한 맛과 향으로 숙취가 풀리지 않을 때 쉽게 마실 수 있다. 신맛이 강하면 꿀을 넣는다.

변비나 신경통 등에도 효과가 있지만 너무 많이 먹으면 설사를 유발하므로 주의해야 한다.

◐ 만드는 법과 먹는 법

- 무화과와 살구는 껍질을 벗겨 씨를 꺼내고 작은 입 모양으로 썬다.
- 무화과, 살구, 레몬즙, 우유나 요구르트를 넣어 함께 믹서로 갈아 주스를 만든다.
- 무화과 1개, 살구 30g, 레몬즙 약간, 요구르트(적당량)

쑥갓 · 사과 주스 ⇨ 임산부 영양섭취

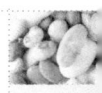

쑥갓은 위를 따뜻하게 하고 장을 튼튼하게 해주며 청혈작용과 체질개선에도 도움을 준다.

임신을 하게 되면 산모는 자신의 몸과 뱃속에 든 아이까지 두 사람의 건강을 신경 써야 한다. 임신 전에 비해 그만큼 많은 영양이 필요하게 된다.

● 효능 및 성분

쑥갓의 파란 즙은 혈액 정화에 좋고 우유는 태아의 뼈 형성과 산모의 영양에 필요한 칼슘, 양질의 단백질이 풍부하다.

임산부의 영양은 균형을 맞춘 충분한 영양섭취가 필요하다.

태아의 발육을 위해서는 특히 양질의 단백질, 혈액조성에 필요한 철과 칼슘을 부족하지 않게 섭취해야 한다.

● 만드는 법과 먹는 법

- 쑥갓은 깨끗하게 씻어 손으로 뚝뚝 뜯어 놓는다.
- 사과는 씨를 빼내고 잘라서 놓는다.
- 쑥갓과 사과와 우유나 요구르트를 믹서기에 넣고 갈아 주스를 만든다.
- 쑥갓 50g, 사과 1/2개, 우유 1/2컵이나 요구르트(적당량)

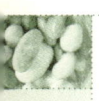

바나나·우유 주스 ⇨ 치아건강, 설사

바나나는 과일 중에서 칼로리가 가장 높고 당질이 많은 식품이다. 지방과 나트륨이 적기 때문에 심장병, 신장병, 간경변 등 나트륨의 부담을 경계해야 할 환자도 안심하고 먹을 수 있다.

당질은 소화흡수가 잘되므로 위장장애나 설사 또는 위하수 증세가 있는 사람에게도 좋은 식품이다.

바나나는 껍질에 갈색반점이 하나 둘 나타났을 때가 맛이 제일 좋다. 치아만 건강하다고 해서 되는 것이 아니라 잇몸의 건강도 매우 중요하기 때문에 치아와 잇몸에 다양한 영양을 공급해 주어야 한다.

● 효능 및 성분

치아와 잇몸에 중요한 칼슘과 단백질이 많은 바나나와 우유와 볶은 콩가루를 사용한 주스다.

과자를 많이 먹으면 당연히 충치의 원인이 되지만 전체 영양이 좋으면 약간 단맛이 지나쳐도 그 정도는 신경 쓰지 않아도 괜찮다.

● 만드는 법과 먹는 법

- 바나나는 적당한 크기로 자르고, 볶은 콩가루, 우유, 흑설탕을 함께 믹서로 갈아 주스를 만든다.
- 바나나 1/2개, 볶은 콩가루 1큰술, 우유 1/2컵이나 요구르트 (적당량), 흑설탕 2작은술

다시마 · 양배추 주스 ⇨ 다이어트, 성인병 예방

다시마는 호르몬의 분비를 좌우하므로 지나치게 살이 찌는 것을 예방한다. 또 파슬리는 미네랄이 많이 들어 있고 칼로리가 낮은 주스이다.

양질의 단백질이 든 식품을 많이 먹도록 하고 당분과 지방의 섭취는 제한해야 한다. 칼로리 계산을 잘 해서 너무 높은 칼로리가 나오지 않도록 조절하고 비타민B가 풍부한 야채를 충분히 섭취해 만복감을 느끼게 하는 것이 좋다.

❍ 효능 및 성분

다시마의 검은 상피에는 간유의 몇 배나 되는 비타민A가 있다.
회분이 많아 우유보다 소화율이 높다.
칼슘의 함량이 높다.
요오드가 많아 지방대사에 필수적인 역할을 한다.
염기성 아미노산인 라미닌이 들어있어 혈압을 내리게 한다.
소화가 안 되는 점질물과 섬유질이 많다.
빛깔이 붉게 변한 것이나 잔주름이 간 것은 좋지 않으며 흑색에 약간 녹갈색을 띤 것이 우량품이다.

❍ 만드는 법과 먹는 법

- 양배추는 깨끗하게 씻어 잘게 다진 파슬리와 함께 주서기에 넣는다.
- 다시마를 소량으로 믹서기에 넣는다.
- 양배추즙에 다시마 물을 넣고 소금과 사과식초를 믹서에 넣어

갈아 주스를 만든다.
- 다시마 약간, 양배추 200g, 파슬리 15g, 사과식초 1작은술, 소금 약간, 물(적당량)

포도·당근 주스 ➪ 머리카락 영양공급

 포도에 들어있는 포도당과 과당은 쉽게 소화 흡수되어 피로회복에 큰 도움을 준다. 생포도에는 약 17%의 포도당이 들어있고 건포도에는 70%나 들어 있다.
 자연 그대로의 윤기 나고 탐스러운 머리는 될 수 없다 하더라도 이제부터라도 좀더 자연스럽고 건강한 머릿결을 자연식품을 이용한 주스가 만들어 줄 것이다.

◐ 효능 및 성분
 포도는 당질을 많이 함유하고 있어 피로를 회복시키는데 좋은 효과를 낸다. 또 깨에는 양질의 지방과 무기질이 많이 들어 있어 머리카락에 영양을 공급해 준다.
 유색 야채, 기름, 식초, 해조류를 중심으로 간유, 간, 효모, 현미 등을 섭취하면 머리카락에 영양을 공급하고 건강하게 유지하는데 좋은 효과가 있다.

◐ 만드는 법과 먹는 법
- 포도는 한 알씩 떼어 잘 씻는다.

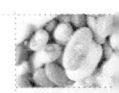

- 당근은 껍질을 벗겨 듬성듬성 자른다.
- 손질해 놓은 포도 알갱이와 당근을 믹서로 갈고 곱게 갈은 생깨와 요구르트와 레몬즙을 첨가해 섞어서 마신다.
- 포도 60g, 당근 30g, 생깨 1큰술, 요구르트(적당량), 레몬즙 약간

배·달걀 흰자 주스 ⇨ 다이어트 중 영양보충

배를 먹을 때 까슬까슬하게 느껴지는 것은 오돌도톨한 석세포(石細胞)가 있기 때문이다. 변비에 좋고 이뇨작용이 있으며 효소가 많은 편이어서 소화를 돕는 작용도 한다.

땀이 나는 기침에는 배즙을 내 생강즙과 꿀을 타서 먹고, 복통이 심할 때는 배잎을 달여 먹고, 담이 많고 숨이 차면 배즙과 무즙을 각각 반홉가량 만들고 생강즙을 5숟가락 타서 한꺼번에 먹으면 효과가 있다.

배를 너무 많이 먹으면 속이 냉해진다.

소화력이 약한 사람은 배를 먹으면 설사를 일으키기 쉽다.

부스럼이 난 사람이나 산모에게는 좋지 않다.

건강을 위해 마시는 녹즙이라면 어떤 것으로 만들어 마셔도 다 좋고 특별히 큰 해는 없지만 날씬한 몸매를 가꾸려는 사람이라면 칼로리와 영양소의 성분을 잘 조절해야 한다.

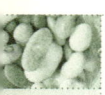

◐ 효능 및 성분

칼로리가 적은 배에 양질의 단백질, 비타민, 무기질이 풍부한 달걀흰자를 넣고 당분 함유량은 줄인 주스로 다이어트중의 영양보충을 위해서도 마시면 좋다.

배를 이용해 주스를 만들 때에는 씨가 있는 심 부분을 제거해야 한다. 그러지 않으면 주스가 쉽게 색이 변하고 맛도 떨어지게 된다.

계란 흰자는 쉐이크를 만들 때에만 들어간다고 생각하기 쉽지만 멜론류, 배 등 담백한 맛의 과일과도 잘 어울린다. 주스를 만들 때는 계란 흰자를 충분히 거품 내어 마시기 직전에 섞는 것이 요령이다.

◐ 만드는 법과 먹는 법

- 배는 속을 빼고 계란 흰자와 함께 주서기로 간다.
- 배즙을 컵에 담고 레몬즙을 넣어 섞어 마신다.
- 배 1개, 달걀 흰자 1/2개, 꿀 1작은술, 레몬즙, 요구르트(적당량)

시금치·두유 주스 ⇨ 빈혈, 보혈 강장제

시금치에는 철분이 많으므로 빈혈이 있는 사람에게 보혈강장제로 좋다. 잎은 대단히 부드러워 자극성이 적고 소화를 촉진시키므로 환자에게 좋은 식품이다.

수산(蓚酸)이 들어있어 칼슘과 결합하므로 칼슘의 흡수를 방해하며 오랫동안 많이 먹으면(1일 500g이상) 신장이나 방광에 결석이 생긴다고 한다.

인체에는 무수히 많은 크고 작은 기관들과 조직이 있으며 그것들이 서로 유기적으로 연관되어 건강한 몸을 이룬다. 그렇기 때문에 빈혈이 생기면 금세 다른 곳에서도 불편을 느낀다.

◐ 효능 및 성분

시금치, 볶은 콩가루는 철분이 많이 들어 빈혈이 있는 사람에게 적합하다. 또 단백질은 헤모글로빈의 생성에 필요하다.

우유와 유제품, 계란에는 매우 질이 좋은 단백질이 들어 있고 또 각종 비타민류와 미네랄도 풍부하다. 계란 노른자에는 많은 철분이 들어 있고 장에서의 흡수도 좋아 가장 효용이 좋은 음식이다.

◐ 만드는 법과 먹는 법

- 시금치는 깨끗이 손질한다.
- 볶은 콩가루, 우유, 꿀, 시금치를 믹서기에 넣고 잘 갈아서 주스를 만든다.
- 시금치 100g, 볶은 콩가루 2작은술, 우유 100cc, 꿀 1작은술

야채믹스와 주스 ⇨ 변비, 주근깨, 여드름

야채와 과일은 아무리 많이 먹어도 지나침이 없다. 과식을 했다고 해서 탈이 나는 것도 아니고 부작용이 생기는 것도 아니다.

여성들은 대부분 검게 그을린 피부 때문에 고민이다. 비타민이

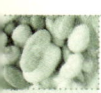

듬뿍 든 과일과 야채는 피부를 희고 투명하게 가꾸는 최상의 화장품이 아닐 수 없다.

◐ 효능 및 성분

　토마토는 수분이 93%에 이르는데 흔히 과일로 생각하고 있으나 실은 야채이다. 토마토에는 비타민A와 C가 많이 들어 있고 구연산, 사과산, 당분, 화분 등을 약간씩 함유하고 있다. 비타민A는 눈의 기능과 중요한 연관이 있어 부족해지면 빛을 느끼는 기능이 쇠퇴하게 되고 피부가 거칠어지기도 한다.
　하루에 한 개씩 꾸준히 토마토를 먹으면 변비를 없애고 예방하는 효과가 있으며 감기를 예방할 수 있다. 또 원기가 부족하고 몸이 피곤한 증세에는 빨갛게 익은 토마토에 양배추, 사과, 레몬, 당근 등을 함께 갈아서 매일 마시면 좋다.

◐ 만드는 법과 먹는 법

- 피망은 반으로 갈라 씨앗을 빼내고 토마토는 꼭지를 딴다.
- 파인애플은 껍질을 벗기고 적당한 크기로 자르고 요구르트를 준비한다.
- 피망, 토마토, 상추, 파슬리, 파인애플, 요구르트를 믹서기에 넣고 갈아 주스를 만든다.
- 피망 1개, 토마토 150g, 서양상치 50g, 파슬리 15g, 파인애플 100g, 요구르트(적당량)

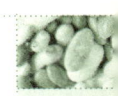

파인애플 주스 ⇨ 소화촉진, 기미, 주근깨

　모양이 잣나무 솔방울처럼 생겼다고 해서 파인(Pine)이고 맛은 사과맛처럼 새콤하고 달면서 향기롭다 하여 애플(Apple)이 붙어서 파인애플이며 한자로는 봉리(鳳梨)라고도 쓴다.

　산으로 능금산, 구연산이 들어있고 가장 큰 특색으로 성분 중에 단백질 분해 효소인 브로메린(Bromerin)이 들어 있어 살코기와 섞어놓으면 고기의 질을 연하게 해주는 작용이 있으므로 불고기를 먹은 다음 파인애플을 먹게 되면 소화를 촉진시킨다.

　이처럼 육류를 소화시키는 작용이 있으므로 위궤양이 있는 사람은 삼가하고 파인애플을 먹고난 뒤 입가에 묻은 즙액을 닦지 않으면 입가장자리가 트고 피가 나오는 수가 있으니 바로 닦아 주는 것이 좋다.

　또한 몸에 비타민A가 부족하게 되면 피부 표면의 각질층이 두터워지고 피지와 땀의 분비가 어려워진다. 이에 따라 피부의 저항력이 약해지면서 기미가 생기기 쉬워지는 것이다. 맛도 좋고 재료도 구하기 쉬운 이 주스를 아침마다 마셔 피부미용에 효과를 보자.

◐ 효능 및 성분

　비타민C나 구연산이 많이 함유된 과즙을 계속 마시면 멜라닌 색소의 작용을 억제해 피부가 희어지는 효과가 있다.

　파인애플, 녹차, 그레이프루트는 모두 비타민C가 듬뿍 든 비타민의 집합체다.

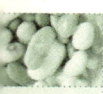

● 만드는 법과 먹는 법

- 파인애플은 껍질과 심을 떼어 내고 손질한다.
- 파인애플 껍질을 그대로 갈면 떫은 맛이 나므로 껍질은 반드시 제거해야 한다.
- 파인애플 150g, 녹차(말차) 2/3작은술, 그레이프루트 1/4개
- 그레이프루트는 껍질을 벗기고 파인애플 녹차와 함께 믹서기에 넣고 갈아 주스를 만든다.

감잎 주스 ⇨ 미백 효과, 노화방지

비타민C의 미백효과를 충분히 느낄 수 있는 감잎주스를 마시면 어느 정도 시간이 지나게 되면 자신도 모르는 사이 깨끗한 얼굴로 돌아가 있는 것을 발견하게 될 것이다.

● 효능 및 성분

감잎은 비타민C가 듬뿍 함유되어 있어 세포의 신진대사를 왕성하게 하고 산화효소의 촉매로 만들어진 멜라닌을 없애 노화를 예방한다.

감잎 주스는 5~6월의 어린잎으로 하는 것이 좋고 그 후에는 잎이 너무 크고 억세지기 때문에 주스를 만들기는 곤란하다.

● 만드는 법과 먹는 법

- 감잎은 깨끗하게 잘 씻어 손으로 잘라둔다.

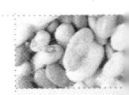

- 그레이프루트는 껍질을 벗기고 감잎과 함께 레몬즙과 요구르트를 섞어 믹서에 갈아 주스로 만든다.
- 어린 감잎 10장, 그레이프루트 2/3개, 레몬즙 1큰술, 요구르트(적당량)

컴프리 주스 ▷ 빈혈, 냉증, 노화방지

컴프리는 옛프랑스어로서 '병을 다스린다' 라는 의미이며 영국에서는 '기적의 풀' 이라고 부르고 소련에서는 '밭의 우유' 라고 부른다. 비타민 B_{12} 또는 조혈작용이 높아 악성빈혈의 치료에 효과가 있고 유기 게르마늄은 체내의 산소를 풍부하게 하여 신체 구석구석에 산소를 공급하는 작용이 있음이 밝혀졌다.

봄에 나타나기 쉬운 잔병을 물리치고 환절기 피부 관리를 위해 비타민이 많은 음식을 섭취하도록 한다.

컴프리는 봄에 필요한 비타민과 영양소를 충분히 갖춘 야채이다.

● 효능 및 성분

환절기에는 피부 저항력을 높여 주어야 한다. 이것은 단기간에 되는 것이 아니라 오랫동안 꾸준히 각종 영양소를 섭취해 체내의 균형을 유지시켜 주어야 가능한 것이다.

컴프리, 샐러리, 파슬리는 모두 각종 비타민과 미네랄 등의 영양 성분을 듬뿍 함유하고 있어 피부 미용에 도움이 된다.

변비, 세균 감염에 대한 저항력, 조직세포의 활동을 활발하게 한

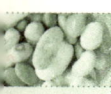

다. 빈혈, 냉증, 당뇨병, 간장병에 유효하며 위궤양, 위산과다, 시력보호, 식욕 증진, 피로회복 등이 있다.

◐ 만드는 법과 먹는 법
- 컴프리, 샐러리, 파슬리, 파인애플을 적당한 크기로 잘라 요구르트와 함께 믹서기에 넣고 갈아 주스를 만든 후 레몬즙을 약간 넣는다.
- 컴프리 어린 잎 8장, 샐러리 20g, 파슬리 10g, 파인애플 70g, 레몬즙, 요구르트.

크림치즈를 넣은 우유 주스 ⇨ 체력보강

겨울에는 적당량의 지방분이 있어야 추위도 덜 느끼고 피부도 거칠어지지 않는다.

지방과 단백질을 부족하지 않게 섭취하는 것도 건강을 유지하는 중요한 방법이다.

◐ 효능 및 성분

크림치즈와 우유는 양질의 단백질과 지방을 함유하고 있을 뿐만 아니라 미네랄도 많이 들어 있다. 칼로리가 높은 주스이므로 설탕은 더 넣지 않는 것이 좋다.

아침마다 한 잔씩 마셔 둔다면 겨울철의 체력 보강에 좋은 효과를 얻을 수 있다.

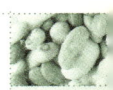

◎ 만드는 법과 먹는 법

- 당근과 우유, 꿀, 크림치즈를 넣고 믹서에 갈아 주스를 만든다.
- 잘 섞였으면 컵에 따르고 레몬즙을 약간 섞어 마신다.
- 당근 50g, 크림치즈 10g, 우유 100cc, 레몬즙 1큰술, 꿀 2작은술을 넣는다.

사과·요구르트 주스 ⇨ 장의 연동운동 촉진

사과성분 중 중요한 것은 당분, 유기산, 펙틴이다.
당분은 대부분이 포도당과 과당으로서 흡수가 잘되며 유기산은 0.5% 정도로 사과산, 구연산, 주석산(酒石酸) 등이 들어 있어 우리 몸 안에 쌓인 피로물질을 빨리 분해시킨다. 또 정장(整腸) 작용과 변비에 좋은 펙틴이 많아 유독물질의 흡수를 막아주므로 소화에도 크게 도움을 준다.

사과와 요구르트를 섞으면 맛도 그만이지만 사과의 섬유질과 요구르트의 유산균이 만나 장 운동을 활발하게 한다.

◎ 효능 및 성분

사과의 주된 성분은 펙틴, 사과산, 주석산, 구연산으로 특히 펙틴은 장의 연동운동, 정장작용을 높인다.

요구르트는 탈지우유에 유산균을 배양해서 발효시켜 만든 발효우유이다. 여기에 든 영양성분은 유산균의 활동으로 체내에 흡수되기 쉬우며 정장효과도 있다.

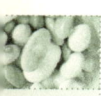

◐ 만드는 법과 먹는 법

- 사과는 껍질을 벗기고 속을 파내 당근과 함께 적당한 크기로 자른다.
- 손질해 놓은 사과와 당근에 요구르트, 벌꿀, 레몬즙, 꿀을 넣어 믹서에 갈아 주스를 만든다.
- 사과 1/2개, 당근 100g, 레몬즙 약간, 벌꿀 2작은술, 요구르트 (적당량)

금귤·무 주스 ⇒ 감기예방, 피로회복

금귤은 감귤류 중에서 가장 작은 열매이다. 껍질을 까지 않고 통째로 먹는다. 단 열매 속에 씨가 들어 있어 씨를 골라내야 한다.

◐ 효능 및 성분

금귤류의 과일은 비타민C가 풍부하게 들어 있다. 특히 금귤은 껍질째 먹기 때문에 더 많은 양의 비타민C를 섭취할 수 있다. 감기에 잘 걸리는 사람은 꾸준히 마셔보는 것이 좋겠다.

금귤을 주스로 만들 때 표면이 깨끗한 것으로 믹서를 해야 한다.

◐ 만드는 법과 먹는 법

- 금귤은 껍질을 깨끗하게 씻는다. 무는 껍질을 벗기고 사과는 심을 빼놓는다.
- 금귤, 사과, 무를 넣고 벌꿀을 넣은 후 요구르트를 믹서에 갈

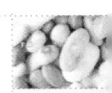

아 주스를 만든다.
- 금귤 4개, 무 100g, 사과 중 1/4개, 벌꿀 2작은술, 요구르트(적당량)을 넣는다.

샐러리·샐러드야채 주스 ⇨ 당뇨병

당뇨병은 여러 가지 합병증을 일으킬 위험이 높고 전체적으로 체력을 약하게 만들기 때문에 각별한 주의를 해야 한다.
신선한 야채를 많이 섭취하고 동물성 지방을 줄이는 것이 좋다. 또한 주식에서 탄수화물 섭취를 줄이는 것도 중요하다.

● 효능 및 성분

샐러리와 샐러드 야채는 비타민B_1, B_2가 많고 그레이프루트는 과일 중에서도 칼로리가 낮아 비만이 걱정되는 사람에게 좋다.
비만으로 다이어트중인 사람도 비타민B_1, B_6가 부족해지지 않도록 계절마다 나오는 야채, 과일을 충분히 먹어야 한다.
특히 비타민B_1은 당질 대사를 위해 필수적이므로 부족하지 않도록 주의해야 한다.

● 만드는 법과 먹는 법

- 샐러리, 샐러드 야채는 적당한 크기로 잘라 놓는다.
- 그레이프루트는 껍질을 벗기고 요구르트, 레몬즙과 함께 샐러리와 샐러드를 믹서기로 갈아 주스를 만든다.

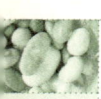

- 샐러리 70g, 샐러드야채 50g, 그레이프루트 1/3개, 레몬즙 약간, 요구르트(적당량)

샐러드 · 바나나 주스 ⇨ 저혈압, 위장 장해

고혈압은 혈관 속에 콜레스테롤이 쌓여 혈액의 흐름이 좋지 못한 상태를 가리킨다. 반면에 저혈압은 심장에서 혈액을 내보내는 압력이 낮아서 생기는 병으로 고혈압보다 더 위험할 수도 있다고 한다.

칼로리가 높고 단백질을 많이 함유하고 있으며 소화가 잘되는 주스이다.

● 효능 및 성분

저혈압인 사람은 심장에서 혈액을 내보내는 압력이 낮아 혈액이 끝까지 힘차게 돌지 못하기 때문에 손발이 차가워지기 쉽다. 이런 사람일수록 고칼로리, 고단백 식품을 많이 섭취해야 한다.

저혈압이고 마른 체형의 사람들 중에는 위장장애자가 많다. 특히 동물성 식품을 지나치게 섭취하면 소화불량을 일으키기 쉽다.

● 만드는 법과 먹는 법

- 샐러드를 손으로 뜯어 놓는다. 바나나도 큼직큼직하게 썰어서 우유, 설탕을 준비한다.
- 와인을 넣고 샐러드, 바나나, 우유를 넣어 믹서기로 갈아 주스를 만든다.

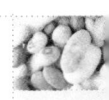

- 샐러드 50g, 바나나 1/2개, 우유 100cc, 와인 1큰술

감주스 ⇨ 고혈압, 동맥경화, 술독

생즙용은 덜 익은 떫은감을 선별한다. 덜 익은 감을 말려 두었다가 겨울에 사용해도 된다. 감잎도 생즙으로 이용할 수 있으며 신선한 잎을 채취하여 쓴다.

● 효능 및 성분

생즙이 고혈압 환자에게 좋으며 각기(脚氣)에도 유효하다. 술에 취했을 때 취기를 덜게 된다.

감 성분은 비타민A, B₁, B₂, C 등이 있고 과육에는 전화당, 유리산, 탄닌, 산화효소 등이 함유되어 있다. 곶감(乾柿)의 표면에 생기는 백분은 만니트이다. 떫은감의 액즙에는 시브이라는 탄닌 같은 물질이 있다.

설사를 멎게 하고 배탈을 낫게 해주는 것으로 알려지고 있다.

지혈작용도 있다. 숙취예방과 치료에도 좋다.

다만 변비증세가 있는 사람은 감을 먹지 않는 것이 좋다.

● 만드는 법과 먹는 법

- 떫은 감을 껍질을 벗기고 씨를 빼낸 후 사과, 레몬즙, 요구르트를 믹서에 넣고 갈아 주스를 만든다.
- 생즙을 아침 공복시 한 컵씩 마신다. 처음 마시는 사람은 떫은

- 맛이 강하므로 우유나 요구르트를 타서 마시거나 사과즙, 무즙을 타서 마셔도 좋다.
- 감 작은 것 1개, 사과(작은 것) 1개, 레몬즙 약간, 요구르트(적당량).

석류 주스 ⇨ 자궁출혈, 대하증

석류에는 신(酸) 것과 담(談)한 것 두 종류가 있다. 생즙용은 어느 것이나 좋으며 잘 익은 것을 선별하도록 한다.

◎ 효능 및 성분

석류 생즙은 옛날부터 강장제로 전해오고 있다. 특히 한방에서는 석류피(皮)를 고혈압과 동맥경화 예방에 좋은 효과를 나타내고 또 설사, 이질, 대하증 등에 좋으며, 구충제의 작용으로도 쓰인다.

◎ 만드는 법과 먹는 법

- 껍질을 반쯤 남기고 벗긴다. 씨를 빼고 요구르트 넣고 믹서로 갈아 주스를 만든다.
- 생즙은 아침 공복시 한 컵씩 마신다. 신맛이 강하므로 당근이나 사과를 절반씩 혼합해서 마시면 좋다.

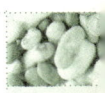

머루주스 ⇨ 보혈, 이뇨, 구역질

머루는 일종의 야생 포도이며 자양 강장제, 보혈, 이뇨, 남성의 정력제로 알려져 있다.

머루는 모양이 포도와 비슷하나 알이 잘고, 신맛이 포도보다 강하다. 생즙용은 잘 익은 것을 채취하며, 서리(霜)가 내린 뒤에 제맛이 난다.

◗ 효능 및 성분

머루 생즙은 옛부터 보혈의 즙으로 알려져 있다. 폐가 약한 사람은 이 즙을 마시면 좋다. 또한 이뇨의 효과도 있고, 갈증과 구역질에도 효과가 있다.

◗ 만드는 법과 먹는 법
- 잘 익은 머루를 채취하여 물에 깨끗이 씻어 당근과 요구르트를 믹서에 넣고 갈아 주스를 만든다.
- 신맛이 강하므로 사과나 당근과 혼합해서 마시면 좋다.
- 머루 300g, 당근 150g, 요구르트(적당량).

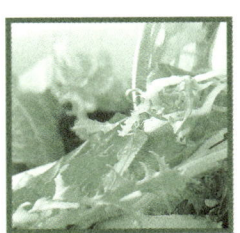

087

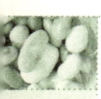

오디(뽕열매) 주스 ⇨ 관절통, 신경쇠약

오디는 갸름하고 도톨도톨하며, 익으면 검은 자줏빛으로 변하는데 맛이 달콤하다. 생즙용은 붉은빛이 반쯤 있는 것을 선별한다.

◯ 효능 및 성분

오디를 갈아서 즙으로 만들어 매일 먹으면 오장과 관절통을 이롭게 하며 위의 소화기능을 촉진시키고 대변배설을 순조롭게 하여 변비에 약효과가 있다.

장기간 마시면 정신이 맑아지고, 신경쇠약에도 좋다. 성분은 유기산, 단백질, 당분, 회분 등이 함유되어 있다.

◯ 만드는 법과 먹는 법

- 반쯤 익은 오디를 따서 물에 깨끗이 씻어 꼭지를 떼어버리고 사과와 요구르트를 믹서에 넣고 갈아 주스를 만든다.
- 재료분량은 1회 약 400g정도 요한다. 사과즙이나 귤즙, 요구르트(적당량)를 넣는다.

쑥 생즙 주스 ⇨ 부인병, 소화불량, 간염

재료는 잎을 사용한다. 약용이나 생즙용으로 쓸 경우에는 바닷가 쑥이 향기가 좋다. 생즙용은 짧은 시기의 것만 채취할 수 없으므로 4월 하순~5월 하순 사이의 것을 선별한다.

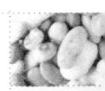

◐ 효능 및 성분

쑥의 생즙은 위장병에 좋은 효과를 볼 수 있으므로 매일 마시면 좋다. 특히 부인병, 소화불량, 신경통 등에 좋은 효과를 본다.

혈압을 낮추어 주는 작용이 있으며 칼륨이 많이 들어있어 이뇨작용을 나타내며 이담(利膽)작용, 즉 담즙이 많이 나오게 하는 작용이 있어 간염(肝炎)에도 치료효과가 있다고 한다.

◐ 만드는 법과 먹는 법

- 쑥잎은 깨끗이 씻어 사과, 당근, 벌꿀, 요구르트를 믹서에 넣고 갈아 주스를 만든다.
- 양배추 등을 혼합하면 더욱 좋다.
- 생즙을 아침 공복시에 한 컵씩 마신다.

생강주스 ▷ 감기, 기침, 천식

생강 껍질은 찬성질이 있으므로 밤에는 먹지 않는 것이 좋고 음력 8, 9월에 많이 먹으면 봄철에 가서 눈병을 일으키고 근력(筋力)을 약하게 한다고 한다.

재료는 뿌리를 사용한다. 생강은 되도록 단단하고 신선한 것을 선별한다.

◐ 효능 및 성분

생강의 방향신미성분(芳香辛味成分)은 위점막을 자극하여 위액

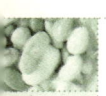

분비를 증가하고 구토, 설사, 해수, 혈행장해(血行障害) 등에도 효과가 있다.

또 치질이 있는 사람, 피부에 병이 생겼을 때는 좋지 않다.

몸의 컨디션이 좋지 않을 때는 체내의 수분조절이 잘되지 않아 얼굴이 부석하게 붓는데 생강은 땀을 내고 소변이 잘 나오게 하여 부기를 빼준다.

생즙은 감기, 기침, 천식, 현기증, 두통 등에 마시면 좋다. 또 생즙을 물에 적당히 타서 매일 한 컵씩 마시면 폐와 위를 보한다.

◐ 만드는 법과 먹는 법

- 뿌리 겉껍질을 긁어버리고 사과나 당근, 양배추, 벌꿀, 요구르트를 섞어서 믹서기에 넣고 갈아 주스를 만든다.
- 생즙을 아침 공복시에 한 컵씩 마신다.
- 생강 100g, 사과 1/2개, 벌꿀 작은술, 요구르트(적당량)

샐러리 주스 ⇨ 동맥경화, 고혈압, 신경피로

잎과 줄기를 사용한다. 생즙용으로는 잎을 반드시 함께 써야 한다. 샐러리를 선별할 때는 잎이 싱싱하고 신선한 것으로 줄기부분에 이상이 없는 것을 골라야 한다.

◐ 효능 및 성분

생즙에 비타민B1, B2가 많이 함유된 샐러리는 강정강장의 효과

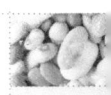

가 있어, 스태미너가 부족한 사람에게 알맞은 생즙이다. 그밖의 피로회복에도 좋다.

샐러리의 성분으로 특기할 만한 것은 비타민B_1, B_2로서 야채 중에서 유독히 많이 들어 있다. 그밖에 비타민A, 비타민C, 나트륨, 칼슘 등도 함유되어 있다.

● 만드는 법과 먹는 법
- 재료를 깨끗이 씻어 적당히 썰고 사과, 레몬, 당근, 요구르트를 믹서에 넣고 갈아 주스를 만든다.
- 생즙을 매일 아침 공복시 한 컵씩 마신다.
- 샐러리(잎째) 100~120g, 사과(1/2), 당근 100~120g, 레몬즙 약간, 요구르트(적당량)

오이주스 ⇨ 미용, 이뇨작용, 부종

오이를 먹으면 수분과 더불어 체내의 나트륨을 많이 배설하게 되고 노폐물도 함께 빠져나가 몸이 한결 개운해지고 맑게 된다.

오이는 성질이 차고 약간의 독성이 있으므로 많이 먹는 것은 좋지 않다. 오이에는 비타민C를 산화시켜 파괴하는 효소가 들어있기 때문에 딴 과일이나 채소와 같이 섞어서 생즙을 만들면 비타민C가 파괴된다.

오이의 속씨가 여물기 전의 것을 선별한다.

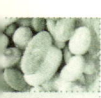

◐ 효능 및 성분

　주성분은 펜토산, 탄수화물, 페크린 등이며, 단백질은 거의 포함되어 있지 않다. 무기질로는 칼리와 인산이 많다. 오이에는 이뇨작용이 있으므로 부종이나 요량이 적은 사람에게 좋다.

◐ 만드는 법과 먹는 법

- 꼭지를 잘라버리고 물에 깨끗이 씻어 적당히 썰어 벌꿀, 요구르트를 넣고 갈아 주스를 만든다.
- 생즙을 아침 공복시 한 컵씩 매일 마신다.
- 오이 150~200g, 벌꿀, 요구르트(적당량)

아욱 주스 ⇨ 구내염, 위장보호

　뿌리, 줄기, 잎을 사용한다.
　아욱에는 특이한 방향(芳香)이 있어 생즙용으로 적당하며 여름철에 마시기가 좋다.

◐ 효능 및 성분

　아욱생즙은 신경통에 좋으며 위장을 보호하고 이뇨작용도 있다. 또 몸에 종기가 생길 때 생즙을 자주 마시면 좋다.
　피부를 부드럽고 윤택하게 해주고 멜라닌 색소의 생성을 방지하여 피부색소의 침착을 방지하여 주며 피부의 변색, 탈색 또는 구내염, 설염 등을 예방 치료해 줄 수 있는 채소로 불리고 있다.

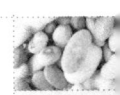

또한 야채 중에서 영양가가 높은 시금치보다 단백질, 지방, 칼슘이 2배 가량이나 더 많다. 또 비타민이 골고루 함유되어 있어 여름철의 아욱은 훌륭한 알칼리성 식품이다.

아욱생즙은 신경통에 좋고, 위장을 보호하고 이뇨작용이 있다. 또한 임질에 유효하며 종기가 자주 생기는데 마시면 예방이 된다.

○ 만드는 법과 먹는 법

- 아욱은 깨끗이 씻지 않으면 점액(粘液) 같은 것이 빠지지 않으므로 씻는데 신경을 써야 한다. 재료를 적당히 썰어 당근, 사과, 요구르트, 벌꿀을 믹서에 넣고 갈아 주스를 만든다.
- 아욱 120~150g, 당근 120~150g, 벌꿀 1작은술, 사과 1/2개, 요구르트(적당량)

미나리 주스 ⇨ 건강증진, 피로회복, 빈혈

미나리는 독특한 향기가 있어 입맛을 돋구어 준다. 또 철분이 풍부하며 섬유가 있어 변비에 좋다. 뿌리부분에도 유효성분이 많이 함유되어 있으므로 물에 깨끗이 씻어 함께 사용하면 좋다.

○ 효능 및 성분

생즙은 고혈압 환자에게 적당하고 해열, 일사병(日射病) 등에도 유효하다. 성분은 비타민A, 비타민C, 인, 칼슘, 칼륨 등이 함유되어 있다.

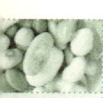

● 만드는 법과 먹는 법

- 뿌리는 잘라버리고 물로 여러 번 깨끗이 씻어 샐러리, 당근, 벌꿀, 요구르트와 함께 믹서에 넣고 갈아 주스를 만든다.
- 생즙을 아침 공복시 한 컵씩 마신다. 미나리는 특유의 향이 있으므로 비위가 거슬린 사람은 요구르트와 혼합하여 마시면 좋다.
- 미나리(통째) 100~120g, 샐러리(잎째) 60~80g, 당근 100~120g, 요구르트(적당량)

근대주스 ➪ 이질, 열독

옛부터 위와 장을 튼튼하게 해주는 것으로 알려져 왔다.

비타민A가 많아, 밤눈을 못 본다든가, 피부가 거친 사람과 성장 발육이 뒤늦어지는 어린이에게는 매우 좋은 채소이다.

생즙용은 그날 채취한 것을 사용하고 잎과 줄기가 신선한 것을 선별한다.

● 효능 및 성분

생즙은 위장을 보하고 이질에 마시면 효과가 있다. 또한 열독(熱毒)을 푸는 효과도 있다.

성분은 비타민과 무기질을 많이 함유하고 있다.

단백질 함유량은 비교적 적은 편이나, 아미노산의 구성은 로이신, 페니알라닌, 리신 등 필수 아미노산이 많아 그 질이 우수하다.

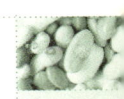

당분은 대부분이 포도당이다.

○ 만드는 법과 먹는 법
- 재료를 깨끗이 씻어 적당히 썰어서 사과와 요구르트를 믹서에 넣고 갈아 주스를 만든다.
- 당근, 오이, 사과, 순무잎 등을 잘 배합하면 효과적이다.
- 생즙을 아침 공복시 한 컵씩 마신다.

순무 주스 ⇨ 임산부, 골절이 약한 사람

일상에 먹으면 건강해지고 많이 먹어도 탈이 없으며 오장을 이롭게 하며 몸이 가벼워 기를 늘리게 한다.

코피가 자주 날 때 녹즙을 내서 한 숟가락을 복용하면 잘 듣는다.

뿌리, 잎을 사용한다. 잎은 신선한 것이 좋고 꽃이 피기 전 것을 선별한다.

○ 효능 및 성분
순무생즙은 소화를 촉진시키고 기침에 유효하다. 장기간 마시면 몸이 경쾌해지고 머리도 맑아진다.

성분은 무와 거의 같고, 아밀라제라고 하는 소화를 돕는 효소가 함유되어 있다.

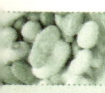

◯ 만드는 법과 먹는 법

- 뿌리, 잎을 깨끗이 씻어 적당히 썰어 벌꿀, 사과, 요구르트와 함께 믹서에 넣고 갈아 주스를 만든다.
- 순무(뿌리) 50~60g, 순무잎 100~120g, 꿀(한술), 사과 1/2개, 요구르트(적당량)

양딸기 주스 ⇨ 기미, 고혈압, 정력 강화제

양딸기는 시간이 지나면 쉽게 상하므로 신선한 것으로 잘 골라야 한다. 산딸기는 나무에서 열리는 것으로 한방에서는 약재로 사용한다.

◯ 효능 및 성분

새콤한 맛을 내는 유기산은 0.6~1.5%가 함유되어 있다.

딸기의 생즙은 무엇보다도 미용식으로 가장 좋다. 계속해서 마시면 여드름이나 기미, 주근깨 등이 깨끗이 없어지며 입맛이 없을 때는 입맛을 되찾게 해준다.

병증으로는 고혈압과 빈혈증 환자에게 좋다. 특히 산딸기 생즙은 옛부터 정력에 좋다고 전해지고 있다.

◯ 만드는 법과 먹는 법

- 잘 익고 싱싱한 것을 골라서 꼭지를 뗀 다음 사과와 요구르트를 믹서에 넣고 갈아 주스를 만든다.

감자 주스 ➪ 위궤양, 비만, 고혈압

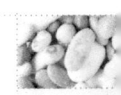

감자는 모든 필수아미노산을 골고루 함유하고 있다.

감자의 눈이나, 햇볕에 쬔 부분에는 솔라닌이라는 독소가 들어있어 그것을 먹으면 식중독을 일으키게 된다. 녹색으로 변한 곳과 눈자국을 잘라내고 먹어야 한다.

생즙용으로는 흔한 남작(男爵)이 좋다. 싹이 나온 감자는 적당하지 않으며 파란색 감자는 독성이 있으므로 좋지 않다.

● 효능 및 성분

매일 중크기의 감자 1개를 꼭 먹는 것을 생활화하자.

감자 성분 가운데 칼륨은 많은 소금의 섭취로 생기는 고혈압을 예방 또는 치료해 주는 효과를 갖고 있는데 이는 과잉되어 있는 나트륨을 배설시켜 주기 때문이다.

또, 펙틴이라는 섬유성분은 변비와 설사를 다스리는 정장작용과 혈액속의 콜레스테롤을 조절하여 동맥경화증의 예방에도 도움을 준다.

특징으로는 비타민C가 많은데 (100g중 15mg) 이것은 끓이거나 구워도 전분에 둘러싸여 있기 때문에 파괴되지 않지만 원래 비타민C는 열에 약한 것이다.

감자를 보관할 때 싹이 돋아나며 파랗게 변하는 부분이 있는데 이것은 솔라닌이라는 독성이 있기 때문에 이 부위는 도려내고 먹는 것이 좋은데 그대로 먹게 되면 설사, 복통, 어지러움, 마비 등의 중독증상이 생길 수도 있다.

분말감자로 밥을 만들어 먹으면 설사, 결핵을 멈추게 하며 여성

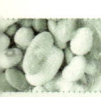

의 성욕을 증진시켜 불임증을 개선시켜 주는데 크게 도움이 된다.
　위궤양, 십이지장궤양, 위산과다증에는 강판에 갈아서 헝겊에 즙을 짜내어 커피 잔으로 반잔 정도를 1일 3회 식간에 복용하면 효과가 있다(여기에 양배추를 첨가해도 좋다).

◐ 만드는 법과 먹는 법

- 감자도 역시 캔 지 얼마 되지 않은 싱싱한 것으로 고른다. 물로 깨끗이 씻어 껍질을 벗기고 칼로 적당히 썰어 벌꿀과 요구르트와 함께 믹서에 넣고 갈아 주스를 만든다.
- 양배추, 시금치, 당근, 사과 등과 배합하면 효과적이다.

씀바귀 주스 ➪ 이질, 황달

　겨울에도 얼어 죽지 않는다고 하여 일명 월동엽(越冬葉)이라 한다. 한여름에 더위를 타지 않으며 위장을 튼튼하게 하여 소화기능을 좋게 하여 준다. 뿌리는 당뇨병에 좋고 강정제도 된다.
　씀바귀는 잎, 뿌리 등 전체를 재료로 이용한다. 꽃이 핀 후의 것은 별 효력이 없다.

◐ 효능 및 성분

　씀바귀의 성분은 아직 밝혀져 있지 않았지만 여름철에 생즙을 만들어 먹으면 더위를 심하게 느끼지 않으며, 더위를 먹은 사람에게 큰 효과가 있다.

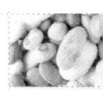

◐ 만드는 법과 먹는 법

- 깨끗이 씻은 씀바귀와 사과나 당근, 벌꿀, 요구르트와 함께 믹서에 넣고 갈아 주스를 만든다.
- 시금치, 샐러리 등과 배합해도 좋다.

익모초 주스 ⇨ 부인병, 냉증, 대하증

익모초에는 레오누린이라는 쓴맛 성분이 들어있으며 이물질이 중추신경 및 말초신경에 대해 약리작용을 나타내는데 특히 자궁에 대하여 수축작용을 한다.

잎을 재료로 쓰는데 생즙용으로는 꽃이 피기 전의 신선한 것이어야 한다.

◐ 효능 및 성분

잎에는 결정성(結晶性) 알칼로이드, 수지(樹脂), 지방유 등이 함유되어 있다.

부위별 효능을 보면

- 전초(全草) - 월경불순과 산후복통에 진정작용
- 마른꽃 - 부인병의 혈증일체(血症一切)를 치료한다.
- 줄기, 잎 - 풍열(風熱)을 막아주고 눈을 밝게 하여 준다.
- 종자(충울자) - 신장염으로 생긴 부종, 시력 감퇴 예방 등이 있다.

익모초는 생약의 이름이 가리키듯 어미(母)를 도우는(益) 풀(草), 다시 말하면 부인에게 이로운 풀이라는 뜻이 되겠다.

● 만드는 법과 먹는 법
- 깨끗이 씻은 잎을 당근과 벌꿀, 요구르트와 함께 믹서에 넣고 갈아 주스를 만든다.
- 사과, 오이 등과 배합해도 효과적이다.
- 아침 식전에 1컵씩 마시는데 역겨울 정도로 쓰므로 당근과 요구르트를 섞어서 마시면 좋다.
- 익모초 150g, 당근이나 오이 150g, 사과 200g, 벌꿀, 요구르트 적당량

도꼬마리 주스 ⇨ 시력회복, 귀앓이

잎파리를 사용하는데 식용으로도 많이 애용한다.

● 효능 및 성분
성분은 아직 밝혀지지 않고 있으나 옛부터 시력이 좋아진다고 하여 자주 이용되어 온 즙이다. 꾸준히 마시면 웬만해서는 귓병도 걸리지 않는다고 한다.

● 만드는 법과 먹는 법
- 신선한 잎을 깨끗이 씻어 사과와 벌꿀, 요구르트와 함께 믹서에 넣고 갈아 주스를 만든다.
- 아침 식전에 1컵씩 마시는데 매우 씁쓸하니 벌꿀, 사과즙과 요구르트를 섞어 마시면 좋다. 양이 많으면 오히려 해롭다.

무 주스 ⇨ 피로, 권태, 소화촉진

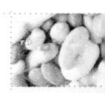

재료는 뿌리, 잎을 사용한다. 무에는 매운 맛과 단맛이 강한 것이 있는데 대부분 매운 맛이 강한 것은 껍질에 푸른빛이 많다. 이런 것은 생즙으로 부적당하고 되도록 단맛이 강한 것을 고르는 것이 좋다. 잎은 싱싱하고 긴 무보다 통통한 재래종 조선무가 좋다.

● 효능 및 성분

무의 달작지근한 맛은 포도당과 설당이 주성분이며 매운맛은 유황 화합물 때문인데 날무를 먹고 트림을 하면 그것이 휘발되어 고약한 냄새가 난다.

무잎에는 비타민 A, C, B1, B2, 칼슘 등이 들어있어 영양가가 매우 우수하며 껍질에는 속보다 비타민C가 배나 더 들어 있으므로 껍질을 버리지 말고 깨끗이 씻어서 먹는 것이 좋다.

디아스타아제라는 효소가 소화작용을 도우며 생선회나 구이에 무를 갈아서 곁들이는 것은 산성식품인 생선을 중화시키는 훌륭한 조리법이다.

무의 매운 맛은 알리인이 들어있기 때문이며 이 성분이 분해된 것이 개자유(芥子油)이다.

무생즙의 특징은 소화를 촉진시키고 강장(强壯)의 효과가 있고 해독과 거담(袪痰)의 작용도 있다. 또한 애연가에게는 니코틴을 제거하는 작용이 있으므로 무생즙을 매일 1컵씩 마시는 방법도 좋다.

◐ 만드는 법과 먹는 법
- 무를 깨끗이 씻어 적당하게 썰어 벌꿀과 요구르트와 함께 믹서에 넣고 갈아 주스를 만든다.
- 무생즙은 강한 맛이 있으므로 즙과 요구르트를 2:1로 혼합해서 마시면 된다.

양배추 주스 ⇨ 위궤양, 빈혈, 당뇨병

양배추의 영양분은 푸른 겉잎에 많이 함유되어 있으므로 버리지 말고 생즙용으로 쓴다.

◐ 효능 및 성분
양배추에는 칼슘, 비타민A · B · C가 많이 함유되어 있다.

생즙은 빈혈, 위궤양, 위장장해, 당뇨병에 효과적이므로 계속 마시면 좋다. 또한 피를 맑게 해주고 몸의 저항력을 높이며 여성의 미용에 효과가 있다.

◐ 만드는 법과 먹는 법
- 재료의 겉잎을 깨끗이 씻고 적당히 썰어서 사과와 요구르트와 함께 믹서에 넣고 갈아 주스를 만든다.
- 생즙을 아침 공복시에 1컵씩 마시면 좋다. 양배추생즙에는 특유한 냄새가 있으므로 마시기 곤란할 경우에는 사과와 요구르트를 타서 마시면 효과적이다.

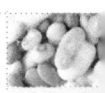

연근 주스 ⇨ 폐결핵, 각혈, 하혈

색깔이 선명한 것을 골라야 한다. 벤 자리가 검거나 구멍이 작은 것은 좋지 않고, 뿌리를 캐어 오래 둔 것도 좋지 않다.

● 효능 및 성분
연근의 주성분은 당질이고 대부분 녹말을 많이 함유하고 있다.

오래 전부터 연근생즙은 정력을 돕고, 폐병, 빈혈, 하혈, 각혈, 기침 등에 마시면 좋다. 또한 피로를 빨리 느끼는 사람, 스태미너 부족으로 걱정하는 사람, 신경통, 류머티즘에 매우 효과적이다.

● 만드는 법과 먹는 법
- 재료를 깨끗이 씻어 적당히 썰어 사과와 벌꿀, 요구르트를 믹서에 넣고 갈아 주스를 만든다.
- 생즙을 아침 공복시에 한 컵 정도씩 매일 마신다.

토마토 주스 ⇨ 동맥경화, 간기능강화

토마토에는 루틴이 들어 있어 혈관을 튼튼하게 하고 혈압을 내리게 하는 효과도 가지고 있다.

고기나 생선 등 기름기 있는 음식을 먹을 때 토마토를 곁들이면 위속에서의 소화를 촉진시키고 위의 부담을 가볍게 해준다.

생즙이나 주스에 좋은 것은 밭에서 빨갛게 익은 것이 좋다. 새빨

간 색으로 익은 토마토가 다른 품종에 비해 비타민이 풍부하므로 효과적이다.

◐ 효능 및 성분

토마토는 비타민A, B1, B2, C등을 골고루 갖추고 있어서 어떤 과일보다도 영양가가 풍부해서 생즙 중에서도 으뜸으로 꼽을 수가 있다.

토마토의 생즙이나 주스는 피를 맑게 하는 효과가 있으며 동맥경화와 간장병에도 매우 좋다. 또한 지방질이 많은 음식의 소화를 돕는 작용이 있으므로 육식이나 산성식품을 많이 먹는 사람은 필수적으로 먹어야 할 즙이다. 또한 여성들의 미용에도 좋으며 고혈압인 사람이 정기적으로 섭취하면 큰 효과를 얻게 된다.

◐ 만드는 법과 먹는 법

- 꼭지를 떼낸 토마토를 통째로 우유나 요구르트와 섞어서 믹서에 넣고 갈아 주스를 만든다.
- 토마토 생즙은 시간이 지나면 성분이 분리되므로 만든 후 바로 마셔야 좋다.

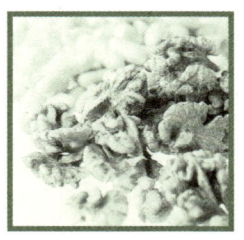

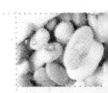

구기자 주스 ⇨ 강장제, 해열제

사람이 태어날 때부터 부모에게서 이어 받은 기운을 선천적인 기질이라고 하는데 이 기운을 보강시켜 주는 식품이 바로 구기자이다.

구기자는 특정한 병의 치료에 쓰이는 것이 아니라 오래도록 복용하면 인체자신이 가지고 있는 생리작용을 원활히 하며 오래 묵은 병의 자각증상을 모르는 사이에 잊게 되어 건강을 되찾는다는 것이다. 1년에 두 번, 즉 봄과 가을에 잎이 돋아나고 열매도 두 번 열리는 경우가 많은데 잘 익은 열매와 싱싱한 잎을 고른다.

◯ 효능 및 성분

열매에는 강장제로 쓰이는 베타인이 함유되어 있다. 열매만으로나, 잎만으로 만든 생즙과 그 효능은 크게 다를 것이 없으나 열매즙은 강장강정(强壯强精)에 많이 사용되고 잎의 즙은 시력을 좋게 하는데 주로 쓰이고 있다.

이 생즙은 계속해서 마시면 상당한 효과를 보게 된다.

◯ 만드는 법과 먹는 법

- 열매와 잎으로 함께 만들어도 되고 따로 분류해서 만들어도 된다.
- 구기자즙 만으로도 좋으나 시금치, 당근, 사과, 벌꿀, 요구르트를 섞어서 믹서에 갈아 주스를 만들면 좋다.
- 많이 마셔도 부작용은 없지만 아침 식전에 1컵식 마시는 것이 적당하다.

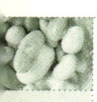

부추 주스 ⇨ 설사, 빈혈, 토혈

부추의 냄새는 유황화합물로 독특한 향미가 있는데 마늘과 비슷해서 강장효과가 있다.

재배종과 야생종이 있는데 생즙용으로는 재배종을 사용한다. 특이한 냄새를 풍기는 것이 부추의 특징인데 장다리(꽃대)가 나오기 전의 싱싱한 것을 선택한다.

● 효능 및 성분

부추에는 단백질이 조금 들어 있고 비타민A, B, C가 비교적 많이 들어 있다. 이밖에 유황의 함량이 많으며 철분도 들어 있다. 부추의 생즙은 몸을 보온하는 데 으뜸이다. 따라서 냉병이 있는 사람이 마시면 기대 이상의 효과를 얻을 수 있으며 부인병, 기침, 설사 등에도 유효하다.

● 만드는 법과 먹는 법

- 신선한 것을 골라서 칼로 대충 썰어 요구르트를 섞어 믹서에 넣고 갈아 주스를 만든다.
- 샐러리, 양배추, 사과, 당근, 생강 등과 배합하면 더욱 효과적이다.
- 아침 식전에 1컵씩 마시면 좋고 우유나 요구르트를 혼합해서 마시면 효과적이다.

노야기 주스 ⇨ 신경통, 정신불안, 두통

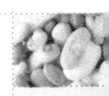

잎이 원료로 쓰인다. 생즙용으로는 꽃이 피기 전의 잎이 좋다.

● 효능 및 성분

노야기에는 다량의 휘발성물질이 들어 있으며, 해열, 발한의 작용이 있으므로 감기에 걸린 사람이 먹으면 치료효과가 있다. 또 여름에 더위를 먹은 사람에게 좋으며 두통, 신경통, 정신불안, 각기병, 복통에 주효하다.

● 만드는 법과 먹는 법

- 싱싱한 잎을 따서 물로 깨끗이 씻은 다음 요구르트를 섞어서 믹서에 넣고 갈아 주스를 만든다.
- 시금치, 양배추, 오이, 사과, 당근 등과 배합하면 효과적이다.
- 아침 식전에 1컵씩 마신다. 생주스로 그냥 먹기에 어려우니 당근, 사과와 벌꿀을 섞어서 마시면 훨씬 부드럽다.

파주스 ⇨ 신장병, 치루, 두통

자율신경을 자극하여 심장의 운동을 높여 혈액순환을 늘리고 피부로의 혈류(血流)를 높인다.

어린 파는 피하고 맵지 않은 것으로 고른다. 모래땅에서 자란 파가 매운맛도 덜하며 맛도 좋다.

◐ 효능 및 성분

파에는 탄수화물이 가장 많고 그 다음은 단백질이 많다. 비타민은 B_2, C가 들어 있는데 파의 자극성분은 이류화물(二硫化物)의 유기화물로서 파 속에는 배당체(配糖體)의 모양으로 있던 것이 효소에 분해되어 생긴다.

◐ 만드는 법과 먹는 법

- 적당한 크기로 썰어 사과와 벌꿀, 요구르트를 섞어 믹서에 넣고 갈아 주스를 만든다.
- 시금치, 양배추, 당근 등과 배합하면 효과적이다.
- 파 100~150g, 당근 100~150g, 사과 150~200g, 벌꿀 1작은술, 요구르트(적당량).

시금치 주스 ⇨ 위장장해, 변비

선명한 녹색이고 뿌리 부분이 깨끗한 것을 고르되 밑부분이 너무 크지 않고 부드러운 것이 좋다.

◐ 효능 및 성분

시금치에는 비타민A, B_1, B_2, C, K가 함유되어 있고 특히 비타민 C는 100g중에 100mg이나 들어 있다. 이 외에도 칼슘, 철, 인, 엽록소 등도 들어 있으며 뿌리에는 동과 망간이 들어 있다.

시금치에는 위나 장의 활동을 돕는 요소가 들어 있으므로 위장장

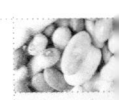

해나 변비에도 좋다. 또 냉증, 거친 피부에도 좋으나 알레르기 체질의 사람은 가급적 피하는 것이 좋다. 시금치는 채취하여 하루만 지나도 영양가가 절반 이상으로 감소하므로 하루 이상 보관하면 별 효력이 없다.

또한 수산(蓚酸)이 들어 있어서 장기간 복용하면 신장이나 방광에 결석이 생길 우려가 있으니 주의해야 한다.

● 만드는 법과 먹는 법

- 물에 깨끗이 씻어 벌꿀과 요구르트를 섞어 믹서기에 갈아 주스를 만든다.
- 아침 식전에 한 컵씩 마시면 좋고 사과나 당근을 섞어서 마셔도 좋다.

선인장 주스 ⇨ 늑막염, 기침, 천식

뿌리, 잎, 줄기 등 모든 부분을 사용할 수 있다. 선인장에는 여러 종류가 있으며 가시가 있는 것보다는 없는 것이 좋고 개화 전의 것이 좋다. 잎은 완전히 퇴화하여 바늘처럼 생긴 것과 훌륭한 육질로 된 것 등 각양각색이다. 특히 가시가 없는 종류는 식용이 되고 있는데 널리 알려져 있지 않기 때문에 잘 모르고 있다.

● 효능 및 성분

선인장의 열매에는 당(糖)과 단백질이 들어있다. 선인장의 생즙

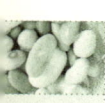

은 늑막염에 특효가 있어서 이 즙으로 늑막염을 완치한 사례는 얼마든지 있다. 또한 백일해에도 좋으며 각기, 수종(水腫)에도 좋은데 민간요법에서는 감기나 기침에 많이 사용하고 있다.

◎ 만드는 법과 먹는 법

- 가시가 있는 선인장의 경우에는 가시를 모두 떼어내고 토막을 내어 요구르트와 섞어서 믹서에 넣고 갈아 주스를 만든다.
- 선인장만을 갈아서 먹어도 좋지만 당근, 사과, 양배추 등과 배합을 해서 먹으면 더욱 좋다.
- 선인장만일 때는 1회분을 약 300~400g 정도로 하고 사과 등과 배합할 때는 100~150g 정도가 적당량이다.

당근주스 ⇨ 변비, 신경쇠약, 영양 미용식

비타민A가 동물의 간과 비교될 정도로 많이 들어있으므로 채소 중에서는 비타민A의 왕이라 할 수 있다.

당근의 붉거나 노란 색소는 카로틴인데 우리몸안에서 비타민A로 변하여 이용된다.

당근은 야채 생즙에서는 없어서는 안될 근채이다. 당근의 성분은 껍질부분에 많이 함유되어 있으므로 껍질째 쓰는 것이 좋다.

◎ 효능 및 성분

당근은 붉고 노란 색소인 카로틴이 함유되어 있는데 색깔이 짙은

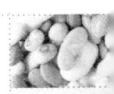

당근에는 6~10mg이나 들어 있다. 키포틴은 우리 몸속에서 절대 비타민A라고 불리기도 한다.

당근생즙은 혈을 보하고 조혈(造血)의 효과가 있다. 식욕이 좋아지고 변비나 신경쇠약에 유효하고 여자의 미용식으로도 좋다. 영양장해의 아이들이나 임신부, 스태미너가 부족한 사람에 좋은 생즙이다.

◐ 만드는 법과 먹는 법
- 당근을 깨끗이 씻어 적당히 썰어서 요구르트나 우유를 넣어 믹서에 넣고 갈아 주스를 만든다.
- 당근에 사과와 벌꿀, 우유를 배합하면 좋다.

배추 주스 ⇨ 위장병, 변비

배추 속에 들어있는 칼슘은 뼈대를 만드는 데만 필요한 것이 아니라 산성을 중화시키는 능력을 가지고 있기 때문에 건강장수를 돕는 성분으로 알려져 있다.

침의 분비를 원활히 하고 창자 안에서의 소화를 도우며 내장의 열을 내리게 하는 작용이 있는 것으로 한방에서는 말하고 있다.

배추는 변비에도 좋다.

뿌리, 줄기, 잎을 사용한다. 생즙용으로는 신선한 푸른 겉잎이 영양가가 훨씬 높다.

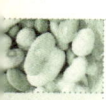

◐ 효능 및 성분

배추생즙은 정신을 맑게 하고 갈증을 덜어 준다. 대소장을 원활하게 해주므로 변비에도 효과적이다.

배추의 단백질은 절반 이상이 비단백질이나 순단백질은 아미노산 구성으로 보아 우량한 편에 속한다.

◐ 만드는 법과 먹는 법

- 겉잎을 깨끗이 씻어 적당히 썰고 벌꿀과 요구르트나 우유를 믹서에 넣고 갈아 주스를 만든다.
- 배추생즙에 당근, 사과를 배합해서 아침 공복시에 한컵씩 마시면 좋다.

상추 주스 ⇨ 불면증, 신경과민, 빈혈증

뿌리, 줄기, 잎을 사용한다. 상치는 붉은 종을 고르고, 레티스는 짙은 푸른색으로 선별한다.

◐ 효능 및 성분

상추생즙은 뇌나 신경에 활력을 주어 흥분을 가라앉히고, 불면증이나 정신적으로 피로한 사람에게 효과가 있다. 또한 장기간 마시면 피를 맑게 하고, 빈혈, 냉증, 거치른 피부를 예방해 주는 효과도 있다.

상추와 레티스는 비타민 A, B_1, B_2, C 등이 함유되어 있고, 그밖

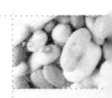

에 마그네슘, 인, 철, 칼슘 등의 미네랄도 풍부하다.

◑ 만드는 법과 먹는 법
- 레티스의 성분은 짙을 푸른색 겉잎에 많이 함유되어 있으므로, 겉잎을 사용하고 당근, 사과, 요구르트와 함께 믹서에 넣고 주스를 만든다.
- 생즙을 아침 공복시 한컵씩 마신다.

파슬리 주스 ᄃ〉 신장염, 방광결석

재료는 뿌리, 줄기, 잎을 사용한다. 파슬리는 푸른빛이 짙고 선명하며, 잎이 한군데로 뭉쳐있는 것을 선별한다. 파슬리는 향(香)과 신선함이 생명이다.

◑ 효능 및 성분

파슬리생즙은 빈혈인 사람에게 유효하다. 또한 장기간 복용하면 비타민A, C의 작용으로 주근깨, 기미 등을 없애고 거치른 피부에 효과적이다.

성분은 비타민A, B_1, B_2, C, 인, 칼슘, 철 등이 많이 함유되어 있어 영양가 높은 야채이다. 특히 비타민A와 칼슘이 풍부하고 차조기 다음으로 철분이 많다.

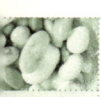

만드는 법과 먹는 법

- 재료를 깨끗이 씻어 적당히 썰어 당근과 요구르트를 섞어 믹서에 넣고 갈아 주스를 만든다.
- 샐러리, 양배추, 사과 등을 혼합해서 마셔도 좋지만 너무 많이 마시면 안 된다.

민들레 주스 ➪ 위암, 식독제거

혈액을 깨끗이 해서 종기를 낫게 하고 변비증을 완화시키며 담즙 분비를 촉진하는 작용이 있다. 민들레잎은 씀바귀 잎과 비슷하다 잎을 자르면 흰즙이 나온다. 생즙용은 4~5월의 것이 좋다. 꽃봉오리가 생기기 전에 채취한 것을 고른다.

효능 및 성분

생즙은 위암 치료에 많이 사용해 왔다. 그밖에 건위, 이뇨, 하열, 변비, 간장병 등 사용범위가 매우 많다.

성분은 마그네슘, 칼륨, 칼슘, 나트륨이 많이 함유되어 있다.

만드는 법과 먹는 법

- 신선한 것을 깨끗이 씻어 당근, 사과, 요구르트와 섞어 믹서에 갈아 주스를 만든다.
- 생즙은 쓴맛이 강하므로 당근, 사과 등과 섞어서 마시는 것이다.

• 생즙을 아침 공복에 한 컵씩 마신다. 위궤양 치료의 목적으로 마실 때는 감자를 약간 넣어 갈아서 마셔도 좋다.

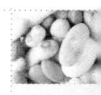

귤 주스 ⇨ 기침, 피로회복, 고혈압

피부와 점막을 튼튼하게 하는 작용이 있으며 겨울철 감기 예방의 효과가 인정되고 있다.

귤의 껍질에는 비타민C가 과육보다 4배 가량이나 더 들어있고 향기성분인 정유(精油)가 들어있는 것이 특색이다.

생즙용은 잘 익고 굵은 귤이 좋고, 신선한 것을 선별한다. 생즙용을 감자(柑子)나 유자(柚子)도 좋다.

● 효능 및 성분

생즙은 고혈압, 동맥경화 예방에 좋고, 각기병, 기침, 피로 회복에 좋은 것은 구연산이 함유되어 있기 때문이다. 여름에 귤 2개분의 생즙을 마시면 구연산 약 5g을 섭취한 것과 마찬가지다.

귤은 다량의 비타민C와 소량의 비타민A가 들어 있다.

● 만드는 법과 먹는 법

• 귤껍질을 3분의 1쯤 남기고 적당히 쪼개어 당근과 요구르트와 섞어 믹서에 갈아 주스를 만든다.

• 사과즙을 절반가량 섞어 갈아 먹어도 좋고 아침 공복시 마신다.

포도 주스 ⇨ 갈증, 피로, 항암효과

생즙용은 어떤 품종이나 다 좋고 잘 익은 것을 선별하여 쓴다.

◎ 효능 및 성분

생즙을 장기간 복용하면 몸이 건강해진다. 몸이 허약한 사람은 장기간 마시고, 소화를 돕는 효과도 있으므로 소화불량, 갈증, 피로할 때 마시면 좋다.

포도성분에는 전화당(轉化糖), 주석산(酒石酸), 사과산, 구연산, 포도산 등이 있고, 무기성분으로는 초석(硝石), 유산(硫酸), 칼슘, 인산칼리 등이 함유되어 있다. 과피(果皮)중의 색소는 안토시안의 일종인 에닌이다.

◎ 만드는 법과 먹는 법

- 껍질을 잘 닦아서 통채로 요구르트와 함께 믹서기에 넣고 갈아 주스를 만든다.
- 사과, 당근 등을 혼합하면 효과적이다.
- 생즙을 아침 공복시 한 컵씩 마신다. 벌꿀을 생즙의 5분의 1가량 타서 마시면 좋다.

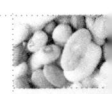

복숭아 주스 ➪ 치질, 기침, 피맑음

복숭아에는 유기산이 많아 그것이 니코틴에 작용해서 담배의 독성을 줄이게 되는 것으로 알려져 있다, 알카리성 식품이기 때문에 저항력을 기르는 데에도 크게 도움을 준다,

수분이 많은 수밀도(水蜜桃) 같은 것이 좋다.

● 효능 및 성분

생즙을 장기간 마시면 안색이 좋아지고 미용차로서 가장 적합하다. 또한 기침에 유효하고 속에 어혈(瘀血)이 있는데 마시면 좋다.

● 만드는 법과 먹는 법
- 싱싱한 복숭아를 골라서 깨끗이 씻어 껍질을 벗기고 씨를 빼낸 후, 요구르트나 우유를 섞어 믹서에 넣고 갈아 주스를 만든다.
- 사과, 벌꿀을 약간 가해 믹서에 갈아 마셔도 좋다.
- 생즙을 아침 공복에 한 컵씩 마신다.

레몬주스 ➪ 감기, 두통, 요도염

레몬은 신맛이 강하기 때문에 보통 귤처럼 먹는 것은 아니고 칵테일이나 주스 또는 얇게 썰어서 생선튀김 등의 양요리에 곁들이는 데 사용된다.

신맛은 주로 7%나 들어있는 구연산 때문이며 비타민C는 상당히

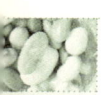

많은 양을 가지고 있어 과일의 왕격이라 하겠다.

레몬나무는 1년에 꽃이 세 번 피면서 계속 열매가 열기 때문에 일년내내 수확이 된다고 한다. 레몬은 과즙이 많고 맛이 강하며 특이한 향이 있어 많이 애용하고 있다.

◐ 효능 및 성분

레몬즙은 여자의 미용음료로 적합하다. 장기간 마시면 안색이 좋아지고 피부가 윤택해진다. 또한 감기, 두통, 요도염에도 효과적이다.

레몬의 성분은 비타민E의 함량이 대부분이다. 과즙으로 구연산, 레몬수를 만들어 각종 음료수, 요리식품의 향미료(香味料)로 쓰이며, 화장품의 향료로도 많이 사용된다.

◐ 만드는 법과 먹는 법

- 껍질을 절반 벗기고 반은 남기어 적당히 썰어 씨를 빼고 당근, 요구르트를 섞어 믹서에 넣고 간다.
- 신맛이 강하므로 오이즙이나 사과즙을 절반가량 합하여 마시면 좋다.
- 생즙을 아침 공복시 한 컵씩 마신다.

배주스 ⇨ 중풍, 빈혈, 백일해

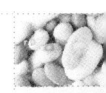

배는 수분이 많아 식후에 먹으면 산뜻하고 특히 소화를 돕는다. 비만증인 사람에게 배가 좋고, 기침을 멈추게 하는 효과도 있다.

배는 고기를 먹을 때 곁들이면 소화를 돕는다.

그러므로 서양요리에서는 식후 디저트로 각광을 받고 있다. 또 많이 먹으면 속이 냉하므로 비만증인 사람에게는 좋으나 임산부는 되도록 금한다.

배에는 여러 품종이 있으므로 되도록 껍질이 엷고 단맛이 많은 것을 선별한다.

◐ 효능 및 성분

생즙은 소화를 촉진시키는 효과가 있다. 기침, 천식, 번열, 백일해, 소갈 등에 마시면 매우 효과적이다.

배에는 과당, 자당, 사과산을 주로 한 주석산(酒石酸), 구연산, 효소 등의 성분이 포함되어 있으며 비타민B, C등이 함유되어 있다.

◐ 만드는 법과 먹는 법

- 싱싱한 배를 껍질을 벗기고 속의 씨를 빼낸 후, 적당히 썰어서 요구르트를 섞어 믹서기에 넣고 갈아 주스를 만든다.
- 생즙을 아침 공복시 한 컵씩 마신다. 사과를 약간 섞어서 갈아 마시면 좋다.

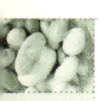

모과주스 ⇨ 복통, 기침, 토사

모과에 단맛을 주는 과당은 다른 당보다도 혈당(血糖)의 상승을 막아주는 효과가 있다. 체내의 당분흡수를 더디게 할 뿐만 아니라 이미 흡수된 당분을 빨리 소비시키기 때문이다.

모과에는 깔깔한 석세포(石細胞)가 많아 생식에 알맞지 않으며 껍질을 만져보면 끈끈한데 이것은 향미성분인 정유분(精油分)이다.

모과는 음식물의 소화를 도우며 설사 뒤에 오는 갈증을 멎게 해 주는 효능이 있으며 폐를 튼튼하게 하고 위를 편하게 하여 주는 것으로 알려져 있다.

생즙용은 가을이 되면 쉽게 구입할 수 있으며 잘 익을 것을 선별한다.

◐ 효능 및 성분

생즙은 각기병에 효과가 있다. 또한 복통, 기침, 토사(吐瀉) 등에도 좋다. 모과의 떫은 맛은 탄닌 성분때문이며, 이 성분은 피부를 수축시키는 작용이 있으므로 설사를 할 때 유효하다.

◐ 만드는 법과 먹는 법

- 껍질을 벗기고 모과와 당근, 요구르트를 섞어서 믹서에 넣고 갈아 주스를 만든다.
- 사과즙과 절반씩 섞어서 아침 공복에 마셔도 좋다.

컴프리 주스 ⇨ 악성빈혈, 신경쇠약, 당뇨병, 냉병

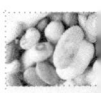

잎을 재료로 쓰는 컴프리는 담배잎과 흡사하여 성장이 무척 빠르다.

◯ 효능 및 성분

주성분을 보면 100g 중 수분이 90%, 단백질 2.6%, 지질 0.4%, 당질 3.4%, 섬유 1.6%, 회분 1.8%, 칼슘 208mg%, 나트리움 19mg%, 인 40mg%, 철 9mg%, 카로틴 9.800IU, 니코틴 1mg%, 비타민 B1 0.77mg%, B2 2.20mg%, B12 8.92mg%, C 60mg% 이다.

이 생즙은 치료범위가 몹시 넓으며 특히 강장강정에 유효하다.

악성 빈혈증을 치료한 예는 얼마든지 있으며 컴프리는 의학계에서도 인정하고 있다.

◯ 만드는 법과 먹는 법

- 너무 여린 잎은 좋지 않으며 적어도 1m쯤 자란 잎을 채취하여 깨끗이 씻은 다음 적당한 크기로 토막을 내어 당근과 요구르트를 믹서에 넣고 갈아 주스를 만든다.
- 처음으로 마시는 사람은 사과를 절반 섞어서 갈아 마시면 좋다.
- 아침 식전에 1컵씩 마신다. 많이 마셔도 부작용은 전혀 없다.

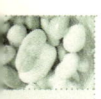

솔잎 주스 ⇨ 정력증강, 고혈압, 심장강화

산 속의 싱싱한 솔잎을 채취한다. 너무 오래된 고목의 솔잎이나 너무 어린잎은 별효과가 없다.

솔잎은 가을철 것이 약효가 좋은데 솔잎 속에 들어있는 송진이 가을에는 적기 때문이다.

◐ 효능 및 성분

생즙은 고혈압에 좋다. 장기간 마시면 혈압이 정상으로 유지되고 심장의 기능도 강화된다. 또한 피를 맑게 해준다.

알칼리성의 강한 솔잎은 산성으로 기울어지는 병자의 체액을 중화(中和) 또는 정화(淨化)하여, 그 결과 병의 자연치유(自然治癒)의 힘이 발휘되어 건강이 빨리 회복된다.

소나무 잎의 주요 영양소는 엽록소로 이것은 피를 만들고 궤양을 아물게 하는 성분을 많이 함유하고 있다.

또한 소나무 잎에서 나는 독특한 냄새는 송진의 주성분인 정유(식물에 들어 있는 방향성 휘발유)로, 텔펜류라고 한다.

여기에는 다량의 불포화지방산이 들어 있어 혈관의 콜레스테롤을 제거해 주기 때문에 동맥경화와 고혈압에 큰 효과가 있으며 뇌기능을 회복시켜 뇌경색에도 효험을 볼 수 있다.

특히 레몬과 섞으면 레몬에 들어 있는 헤스페티진(비타민P의 일종)의 영향으로 혈관벽이 단단해진다.

또한 솔잎주스를 꾸준히 마시면 몸이 따뜻해져 감기에 잘 걸리지 않게 되고 변비도 치유된다.

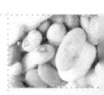

솔잎주스를 만들 때 물에 비해 레몬이 너무 많으면 산으로 인해 위장장해를 일으킬 수 있으므로 주의한다.

● 만드는 법과 먹는 법
- 솔잎머리에 붙어있는 잡물을 제거하고 깨끗이 씻은 후, 적당히 잘라 벌꿀과 요구르트와 섞어서 믹서에 넣고 갈아 주스를 만든다.
- 사과, 당근을 배합하면 효과적이다.
- 생즙을 아침 공복시 한 컵씩 마신다. 솔냄새가 강할 경우에는 여러가지 혼합해서 마시면 효과적이다.

도라지 주스 ↔ 기침, 가담제

도라지는 우리나라, 일본, 중국 등지에서 분포되어 있으며 식용 약용으로 널리 쓰인다.

도라지의 성분은 단백질 · 지방 · 탄수화물 · 칼슘 · 인 · 철분과 비타민A, B, B_2, C, 나이아신 등이 함유되어 있다.

● 효능 및 성분
도라지는 호흡기 질환에 좋으며 특히 기침을 멈추게 하고 거담제의 효과가 크다.

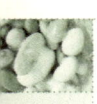

○ **만드는 법과 먹는 법**
- 도라지 뿌리에 율무가루와 요구르트를 적당량 섞어서 믹서에 갈아 주스를 만든다.

다시마 주스 ⇨ 건강한 머릿결

　채식부족의 식생활들은 현대인의 체질을 산성체질로 만들게 된다. 산성 체질은 고혈압이나 당뇨병 등 현대병을 유발시키는데, 다시마는 좋은 알칼리성 식품이므로 많은 의학자들이 적극 권장하는 식품이다.
　또한 모근의 발육에 효과적인 주스이다. 윤기가 나는 머리털을 유지하기 위해서나, 머리털이 상하기 쉬운 여름에는 불가결한 것이다.
　특히 머리털이 상하기 쉬운 분은 계속적으로 마시면 효과적이다.

○ **효능 및 성분**
　다시마에는 갑상선 호르몬을 자극하는 성분이 있다. 갑상선 호르몬은 머리카락이나 눈썹 등에 큰 영향을 미치므로 머리의 윤기를 살리기 위해서는 다시마가 좋은 역할을 한다.

○ **만드는 법과 먹는 법**
- 다시마는 잡티나 더러움을 잘 닦아내고 여러 조각으로 자른다.
- 다시마와 밀감, 벌꿀과 요구르트를 섞어서 믹서에 갈아 주스

를 만든다.
- 여름 밀감 1/2개, 다시마 5cm, 벌꿀 1작은술, 요구르트(적당량)

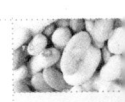

표고버섯 주스 ⇨ 소화불량, 고혈압, 신장병

예로부터 '식약일체(食藥一體)'라는 말이 있다. 어떤 음식에나 해당하는 말이겠지만 특히 잘 어울리는 식품 가운데 하나가 버섯이다. 균류의 속칭인 버섯은 그 독특한 향과 맛으로 널리 사랑받는 식품이다. 하지만 생명을 위협하는 독버섯도 있어 한편으로는 두려움의 대상이 되기도 한다.

현재 한국의 버섯은 999종으로 분류되어 있다. 그중 식용이 100여종, 독버섯이 50여종이며, 민간에서는 162종을 약재로 이용해 왔다. 버섯에는 섬유소가 다량으로 함유돼 있어 변비의 예방 및 치료에 효과적이며, 탄수화물과 지방의 대사를 돕는 비타민B군도 많이 들어 있다. 당질과 지방질이 적고 칼로리가 매우 낮아 다이어트 식으로도 손색이 없다.

버섯의 독특한 맛은 구아닐산에서 나온다. 이것이 핏속의 콜레스테롤 수치를 떨어뜨려 고혈압, 심장병을 막아주고 위와 장에 독기가 뭉친 것을 풀어준다.

버섯의 비타민과 무기질은 기운을 보해주고 정신을 맑게 하는 작용을 한다. 또한 고기를 잴 때 생표고버섯을 갈아서 넣고 재면 고기가 부드러워지고 맛도 좋아진다. 돼지고기나 쇠고기 등을 먹은

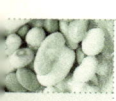

뒤 표고버섯을 갈아 생즙으로 마시면 소화에 도움을 준다.

◐ 효능 및 성분

건강식으로서 표고버섯의 영양학적 가치와 약효가 본격 연구되기 시작한 것은 대략 20년 전부터다. 연구결과 비만, 고혈압, 당뇨병, 동맥경화 등 성인병을 예방하고 암세포의 증식을 억제하는 작용이 있다는 사실이 속속 밝혀졌다.

영양학적으로 살펴보면 날것 100g당 에너지는 261Kcal, 수분 11, 단백질 17, 지질 1.7, 당질 58, 섬유소 6.7, 회분 4.8g 등의 영양소가 함유되어 있다.

표고버섯의 머리에 해당하는 삿갓에는 자외선을 쬐면 비타민으로 변하는 에르고스테롤이 많이 들어 있다.

비타민D는 옛날부터 구루병의 예방약으로 알려져 있으며 칼슘과 인의 흡수를 촉진시켜 혀의 발육을 돕는다. 최근 관심이 높은 골다공증에도 칼슘 섭취와 함께 표고버섯을 자주 먹으면 증상이 빨리 회복된다.

또 표고버섯에는 혈압 강하 작용이 있다. 송이는 많은 단백질 성분을 포함하고 있다. 소화효소 분비를 촉진하는 물질이 들어 있어 고기와 함께 먹으면 소화작용을 돕는다. 위와 장의 기능을 도와주고 기운의 순환을 촉진하기 때문에 손발이 저리고 힘이 없거나 무릎이 시릴 때도 좋은 건강식품이다.

◐ 만드는 법과 먹는 법

- 표고버섯을 요구르트와 벌꿀을 함께 섞어 믹서에 갈아 주스를 만든다.

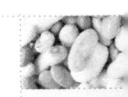

- 말린 표고버섯 3장, 벌꿀 작은술 1개, 요구르트(적당량)

케일주스 ⇨ 고혈압, 위장병, 성인병

케일이란 다른 채소들처럼 봄에 파종하여 일년내내 잎을 채취하는 양배추와 비슷한 채소이다.

번성도 잘돼서 4포기 정도면 한사람이 일년 내내 먹을 수 있는 양이 된다. 보통 1kg이면 한 사람이 일주일동안 복용할 수 있는 정도의 양이 된다.

◯ 효능 및 성분

엽록소와 무기질(미네랄)이 풍부하고 칼슘은 우유의 3배 이상, 사과, 토마토, 바나나, 양배추 등의 49~65배나 들어 있다.

이런 성분은 체내에 들어가서 조혈 및 빈혈을 치료하고 해독 작용을 하기 때문에 고혈압·위장병 등의 성인병을 치료한다.

원래 케일은 열대지방의 식물이다. 하지만 현재 우리나라에서도 전역에 재배될 수 있는 가능성이 있으며 재배된 케일의 체장은 1~2m에 이른다.

◯ 만드는 법과 먹는 법

- 케일과 당근 요구르트를 넣어 믹서에 갈아 주스를 만든다.
- 케일 20g, 당근 15g, 요구르트 적당량

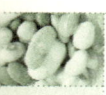

양파 주스 ⇨ 동맥경화, 대머리 예방

우리의 식탁에서 자주 찾아볼 수 있는 값싼 식품이며 성인병 예방에 한몫을 하는 자연식품이다.

유화알린이라는 양파의 특이한 성분은 매운 맛에 관여하는 것으로서 세균 속의 단백질에 침투하여 살균·살충효과를 낸다. 뿐만 아니라 고기나 생선의 냄새를 없애주는 작용도 한다.

◎ 효능 및 성분

양파의 성분은 유화알린이라는 성분 외에 알리신과 비타민A, B_1, B_2, C, 그리고 이눌린 등이 있다.

알리신은 장에서 비타민B1과 결합하여 알지아민으로 되어 비타민B1의 소화흡수를 돕는다.

양파의 성분 중 비타민A와 B1은 영양학적으로 중요한 성분이기도 하지만 비타민A는 정자의 생성에 필요하고 비타민은 섹스 활동을 장악하는 부교감신경의 기능을 왕성하게 하여 성 활동에 직접 관여한다는 사실이 밝혀져 양파가 정력 강장제임이 입증되었다.

또한 모세혈관을 튼튼하게 보호하여 피의 흐름을 좋게 할 뿐아니라 고혈압이나 동맥경화증의 예방과 치료에 도움을 주며 콩팥의 기능을 증진시켜 준다.

◎ 만드는 법과 먹는 법

- 양파를 먹고 난 뒤에 김 한 장이나 다시마 한 조각을 먹으면 냄새가 없어진다.
- 양파 1/2개, 양배추 약간, 사과 1/2개, 소금, 식초를 간을 맞춰

서 믹서에 넣어 주스를 만든다.

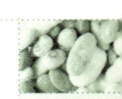

인삼 주스 ⇨ 암, 스트레스, 혈압 조절

인삼은 우리 몸을 구성하고 있는 세포 가운데 대부분을 차지하고 또 널리 분포해 있는 결합조직 세포의 재생능력을 촉진하여 주고 질병의 상처를 치유하고 젊음을 유지시켜 준다.

● 효능 및 성분

인삼은 강정(强精) 작용과 피로와 스트레스를 방지하는데 효능을 발휘한다.

인삼의 피로방지 효능은 인삼이 중추신경 계통의 기능을 조성하여 준다는 결론이다. 그리고 인삼은 스트레스를 해소하고 남성불임을 조성하여주며 사선을 막아준다는 사실로 류마치스, 암, 빈혈 등에도 효능이 크다.

그리고 인삼은 높은 혈압을 낮추어주고 낮은 혈압은 적당히 높여주는 혈압조절작용을 한다. 인삼의 주성분은 대체로 배당체 휘발성 원소, 무기성 원소, 지방질 등 4가지로 구분 된다.

그밖에 인삼에서는 아밀라제, 카보닉안하이드라제, 비타민B, 망간, 코발트, 철, 마그네슘, 칼륨, 칼슘, 인, 올레인산, 스테아린산, 테르펜, 스테롤, 글리코사이드, 사포닌, 파나퀴론 같은 효소(酵素)도 검출되었다.

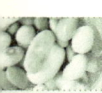

● 만드는 법과 먹는 법

- 인삼, 벌꿀, 요구르트나 우유(적당량)를 넣고 믹서에 갈아서 주스를 만든다.

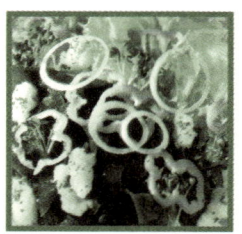

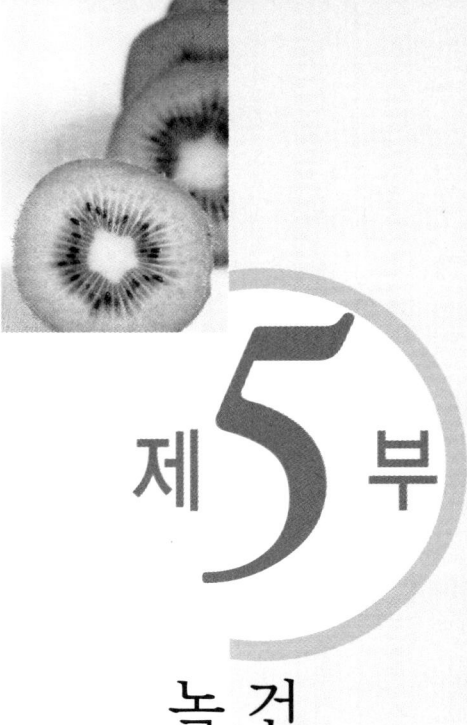

제5부

건강증진을 위한 증상별 녹즙 건강법

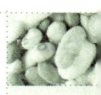

증상에 맞는 녹즙

피부 활력소 ⇨ 평지, 파슬리 주스

◐ 효능 및 성분

카로틴, 비타민B1, B2, C이 풍부하므로, 피부에 생기가 돌게 한다. 평지 대신에 양상치를 사용해도 좋다. 미용 주스로 계속 마시면 피부에도 좋은 효과가 있다.

◐ 만드는 법과 먹는 법

- 평지, 파슬리, 사과, 레몬, 요구르트를 믹서에 넣어 갈아 주스를 만든다.
- 평지 100g, 파슬리 50g, 사과 중 1/2개, 레몬 1/2, 요구르트 (적당량)

미용, 성인병 예방 ⇨ 귤, 양배추

◎ 효능 및 성분

미용과 성인병의 예방에 효과적인 음료이다. 비타민C가 풍부함으로 감기가 걸리기 쉬운 사람이나, 담배를 피우는 사람에게도 좋은 녹즙이다.

◎ 만드는 법과 먹는 법

- 귤은 껍질을 벗기고, 양배추, 파슬리, 요구르트와 함께 믹서에 넣고 갈아 주스를 만든다.
- 귤 1개, 양배추 200g, 파슬리 20g, 요구르트(적당량)

스트레스 해소 ⇨ 당근, 파슬리 주스

◎ 효능 및 성분

우리들의 몸에 부족하기 쉬운 영양분이 모두 함유되어 있다.
현대병이라고 말하여지는 스트레스, 초조함을 진정시키는데 효과적이다. 평소 정신노동을 할 때 좋은 주스이다.

◎ 만드는 법과 먹는 법

- 당근, 파슬리, 샐러리, 시금치, 요구르트를 넣고 주스를 만든 다음 레몬즙을 넣어 마신다.

- 당근 중 2/3개, 파슬리 50g, 샐러리 50g, 시금치 50g, 레몬 1/6개, 요구르트(적당량)

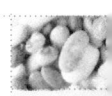

피부를 아름답게 ⇨ 그린 주스

● 효능 및 성분

피부를 아름답게 하는 카로틴, 비타민 B1, B2, C가 풍부하다.

평지 이외에 양상추, 양배추 등 매일 바꿔서 사용하는 방법도 좋다. 여드름, 종기가 잘 날 때 효과적인 주스이다.

영양소는 카로틴, 비타민B_1, B_2, C, 칼슘, 사과산, 구연산, 철 등이다.

● 만드는 법과 먹는 법

- 파슬리, 사과, 평지, 요구르트를 믹서에 넣고 갈아 주스를 만든 다음 레몬즙을 넣는다.
- 파슬리 30g, 사과 작은 것 1개, 평지 100g, 레몬 1/3개, 요구르트(적당량)

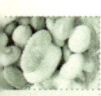

고혈압, 피로회복 ⇨ 꽃양배추 주스

◐ 효능 및 성분

카로틴이나 비타민C가 많이 함유된 주스이므로 병에 대한 저항력을 높이고, 계속해서 마시면, 허약 체질의 개선을 할 수 있다. 그 외에 고혈압인 분이나 불면증일 때도 효과적이다.

◐ 만드는 법과 먹는 법

- 꽃 양배추, 당근, 요구르트를 믹서에 넣어, 주스를 만든 후, 레몬즙을 넣어 마신다.
- 꽃 양배추(꽃·잎) 150g, 당근(중) 1개, 레몬 1/2개, 요구르트(적당량)

눈의 피로 ⇨ 평지, 당근 주스

◐ 효능 및 성분

눈이 피로하기 쉬운 분에게 특히 효과가 있는 주스이다. 칼슘이 풍부하게 함유되어 있으므로, 임산부는 계속해서 마시면 좋다. 작은 물고기 등과 같은 칼슘을 취할 기회가 없는 사람은 칼슘의 효과를 얻을 수 있다.

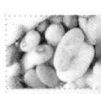

만드는 법과 먹는 법

- 평지, 당근, 파슬리, 사과, 요구르트를 믹서에 넣어 주스로 만든 후 레몬즙을 넣어 마신다.
- 평지 100g, 당근(중) 1개, 파슬리 30g, 사과(중) 1/2개, 레몬 1/8개, 요구르트(적당량)

정신불안, 초조 ⇨ 콩가루 드링크 주스

효능 및 성분

소화 흡수가 좋으며 초조함을 진정시키는데 좋을 음료이다. 특히 신경을 쓰는 일로 머리가 피로하는 사람이나, 위가 약할 때 효과적이다.

또, 평소 고기나 생선 등의 동물성 단백질을 지나치게 많이 섭취할 때 계속 마시면 효과적이다.

만드는 법과 먹는 법

- 볶은 콩, 벌꿀, 요구르트를 믹서에 넣고 갈아서 주스를 만든다.
- 볶은 콩 3큰술, 벌꿀 1큰술, 요구르트(적당량)

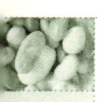

니코친(담배) 해독 ▷ 파슬리, 밀감 주스

◐ 효능 및 성분

카로틴, 비타민P, C가 풍부하게 함유되어 있으므로 혈관을 튼튼하게 한다. 담배를 피우거나 감기를 잘 드는 사람에게 효과적이다. 여름밀감에 한하지 않고, 다른 감 종류를 이용해도 좋다.

◐ 만드는 법과 먹는 법

- 밀감은 껍질을 벗기고, 파슬리, 사과, 양배추, 요구르트를 합쳐서 믹서에 넣어 갈아 주스를 만든다.
- 파슬리 30g, 밀감 작은 것 1개, 사과(중) 1/4개, 양배추 50, 요구르트(적당량)

성인병 ▷ 양배추, 샐러리 주스

◐ 효능 및 성분

카로틴, 비타민B_1, B_2, C의 영양소가 풍부하다.

바나나의 단맛과 걸쭉함이 양배추의 풋내를 부드럽게 하여, 매우 마시기 쉽다.

야채 싫어하는 체질에도 마시기가 좋다. 영양소는 카로틴, 비타민B_1, B_2, C, 칼슘, 포도당 등이 있다.

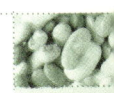

만드는 법과 먹는 법

- 양배추나 양상추를 뭉치고, 피망은 씨를 빼고 주서에 넣는다.
- 바나나, 피망, 샐러리, 양배추, 시금치, 레터스, 요구르트를 넣고 갈아 주스를 만든다.
- 양배추 100g, 샐러리 50g, 바나나 중 정도의 크기 1개, 피망 중 정도의 크기 1개, 레터스 100g, 요구르트(적당량)

알레르기 체질 ⇨ 평지, 사과 주스

효능 및 성분

평지에는 카로틴, 비타민B_1, B_2, C 등이 풍부하게 함유되어 있다. 시금치와 달라, 수산을 함유하고 있지 않으므로 해가 되는 일이 없다.

훌륭한 알카리성 식품이므로, 고혈압, 빈혈, 감기, 알레르기 체질에 효과적이다.

만드는 법과 먹는 법

- 평지, 사과, 요구르트를 믹서에 넣어 갈아서 주스를 만든 다음 레몬즙을 넣는다.
- 평지 100g, 사과 큰 것 1개, 레몬 1/4개, 요구르트(적당량)

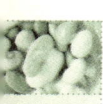

구각염 · 구내염 ▷ 쑥갓, 샐러리 주스

○ 효능 및 성분

쑥갓은 위를 따뜻하게 하고 장을 튼튼하게 해주며 청혈작용과 함께 체질개선에 도움을 준다. 비타민B_1, B_2가 많이 함유되어 있으므로, 저항력을 기르는데 좋은 효과가 있다.

구각염, 구내염(口內炎) 등이 생겼을 때는, 하루 두 잔 쯤을 1주일 정도 마시면 효과가 있다.

○ 만드는 법과 먹는 법

- 쑥갓, 샐러리, 사과, 요구르트를 전부 믹서에 넣어 갈아서 주스를 만든다.
- 쑥갓 150g, 샐러리 30g, 사과(중) 1개, 요구르트(적당량)

천식 · 목구멍 통증 ▷ 연근 주스

○ 효능 및 성분

연근은, 진해(鎭咳)나 목구멍의 아픔, 게다가 해열 등의 작용이 있으므로, 천식으로 몸이 아플 때 효과가 있다. 감기에 걸려 기침이 계속될 때에도 마셔도 효과적이다.

사과를 섞으면 마시기 쉬울 뿐 아니라 영양보충의 효과가 있다.

영양소로는 카로틴, 비타민 B_1, B_2, C, 니코틴산, 철, 칼슘, 펙틴, 구연산 등이 있다.

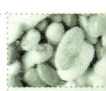

◈ 만드는 법과 먹는 법

- 연근, 사과, 파슬리를 믹서에 넣어 주스를 만들고 레몬즙을 넣어 섞어 마신다.
- 연근 150g 사과(중) 2/3개, 파슬리 50g, 레몬 1/6개, 요구르트(적당량)

치조 농루(齒槽膿漏) ⇨ 비타민C 주스

◯ 효능 및 성분

비타민C가 많으므로 치조 농루를 예방하고, 치아의 질이나 잇몸을 튼튼히 하고, 또 감기의 예방에도 효과가 있다.

◯ 만드는 법과 먹는 법

- 딸기는 꼭지를 따고 귤, 파인애플은 껍질을 벗긴다.
- 파슬리, 귤, 딸기, 토마토, 파인애플, 요구르트를 믹서기에 넣고 갈아 주스를 만든다.
- 파슬리 30g, 귤(중) 1/2개, 딸기(중) 1/2개, 토마토(작은 것) 1개, 파인애플 60g, 요구르트(적당량)

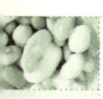

강장 강정 효과 ➡ 당근 참마 주스

○ 효능 및 성분

생당근 즙은 비타민A의 풍부한 공급원이다. 이것은 온 몸을 정상으로 하여 궤양(潰瘍) 증상을 자연스럽게 풀어 준다. 비트, 상추, 순무와 혼합하면 당근은 강력한 조혈제(造血劑)가 된다.

개인의 증상에 따라서 생당근즙을 다음에 제시하는 대로 적당히 마시면 좋다. 당근은 비타민A 외에도 비타민B, C, D, E, G와 K를 풍부하게 함유하고 있다. 그래서 식욕을 증진하고 소화를 돕는다.

당근즙은 치아의 골질(骨質 : 構造)을 개선하고 유지하는 데 좋은 효과가 있다. 그것은 젖의 성질을 풍족하게 하므로, 젖을 먹이는 어머니에게는 특히 좋다. 난소, 간장, 피부병이나 암에도 효과가 있다.

생당근즙은 각자의 상태에 따라 다르지만 하루에 500~1200cc 또는 4000cc 정도를 마셔도 좋다. 또한 당근즙은 전신 강장(强壯)의 효과가 있다.

참마에는 생식 능력을 높이는 아미노산이 풍부하게 함유되어 있으므로, 중년을 넘어 정력 감퇴를 느끼는 분은 매일 마시면 효과적이다.

강장 강정 효과가 높은 주스이므로 자주 마시면 좋다.

○ 만드는 법과 먹는 법

- 껍질을 벗기고 잘게 썬 당근과 참마에 벌꿀, 요구르트를 넣어 믹서로 갈아 주스를 만든다.

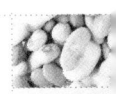

- 당근 작은 것 1/2개, 참마 100g, 요구르트(적당량)

정력증강 ➪ 양파, 샐러리 주스

◐ 효능 및 성분

병에 대한 저항력을 높이고, 또 정력 증강에 뛰어난 효과가 있다. 많은 스태미나 생즙 중에서 단연 효과가 뛰어난 주스이다.

양파는 자극이 강하므로 물에 넣었다가 사용하면 좋다.

샐러리즙은 여름철의 무덥고 건조한 계절에, 큰 컵으로 한 잔을 오전에 마시고, 오후의 식간에도 한 잔을 마시면 대단히 상쾌한 기분이 된다는 것은 이미 잘 알려진 사실이다.

그 까닭은 체온을 정상적으로 유지시키는 효과가 있기 때문이다. 주위 사람들이 땀으로 목욕하듯이 고생하고 있을 때 아주 쾌적한 기분으로 있을 수 있다.

◐ 만드는 법과 먹는 법

- 양파는 껍질을 벗긴다.
- 양파, 당근, 샐러리, 요구르트를 믹서에 넣고, 갈아서 주스를 만든 다음 레몬즙을 넣는다.
- 양파 작은 것 1/2개, 당근 1개, 샐러리 50g, 레몬 1/2개, 요구르트(적당량)

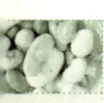

숙취 제거 ⇨ 감, 양배추 주스

◐ 효능 및 성분

술을 많이 마신 다음날 아침에 좋은 주스이다. 과일은 감 이외에 배, 비파, 프린스멜론, 수박 등도 좋다.

위장이나 간장의 약해졌을 때는 여기에 사과, 파슬리, 토마토를 함께 이용하면 효과적이다.

양배추는 궤양(潰瘍)을 고친다. 십이지장궤양은 양배추즙을 복용하면 이상할 정도로 효과가 있다. 다만 하나의 결점은, 때때로 많은 가스가 발생하는 것이다.

양배추즙은 신체의 정화와 환원에 놀라운 효과를 가지고 있다. 마신 뒤 배에 가스가 차기 때문에 때로는 불쾌하기 쉬우나, 이것은 장에 고인 찌꺼기의 부패물이 양배추즙에 의하여 분해되어 화학반응으로 가스를 내기 때문이다.

양배추의 가장 귀중한 특성은 그 속에 유황과 염소를 많이 포함하고 있는 것과 요드를 포함하는 비율도 비교적 크다는 것이다.

유황과 염소의 혼합은 위장의 점막을 정화하는 작용이 있으나, 양배추즙이 날것인 상태로 소금을 치지 않은 경우가 아니면 안된다. 생양배추즙은 단독으로 마시거나 또는 다른 생채즙과 혼합해서 마신 뒤에 많은 가스가 장내에 생기거나 고통을 느끼게 되는 경우에는 장관(腸管)이 이상이 있음을 나타내는 것이다.

◐ 만드는 법과 먹는 법

- 감은 꼭지를 따고, 양배추와 요구르트와 벌꿀은 믹서에 넣어 주스를 만들고, 레몬 즙을 넣는다.

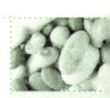

- 감(중) 1개, 양배추 100g, 레몬 1/6개, 벌꿀 1작은술, 요구르트(적당량).

몸이 나른할 때 ▷ 쑥갓, 샐러리 주스

◉ 효능 및 성분

몸이 나른한 것은, 비타민 부족을 나타내는 현상일 수도 있다. 카로틴, 비타민C가 풍부한 쑥갓과 B_1, B_2가 많은 샐러리를 짜맞춘 주스로 활력 증강을 꾀할 수 있다. 사과와 레몬을 섞으면 마시기 쉬워진다.

생샐러리의 가장 큰 가치는 살아있는 유기나트륨을 대단히 많이 가지고 있다는 것이다. 나트륨의 화학적 성질의 하나는 칼슘을 용액(溶液)의 상태로 유지하는 것으로서, 우리들의 신체 속에서 중요한 역할을 맡고 있다.

생샐러리는 산 유기나트륨을 칼슘의 4배 이상이나 가지고 있다. 이 사실을 보아도 진한 설탕과 녹말을 일생 동안 계속해서 섭취하고 있는 사람에게는 이 샐러리즙이 가장 귀중하다는 것을 알 수 있다.

◉ 만드는 법과 먹는 법

- 레몬은 껍질을 벗기고, 쑥갓, 샐러리, 사과, 레몬, 요구르트 순서로 믹서에 넣어 갈아 주스를 만든다.
- 쑥갓 50g, 샐러리 50g, 사과(중) 1개, 레몬 1/4개, 요구르트(적당량)

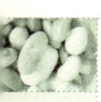

격렬한 운동 후 ➪ 배, 포도 주스

◐ 효능 및 성분

배와 포도에 함유된 포도당이 장에서 급속이 흡수되어 체내에서는 곧 에네르기로 형성된다.

격렬한 운동 후나, 위장 장해로 만족스러운 식사를 못할 때 효과적이다.

배즙은 신장을 활발하게 작용하게 하여 물의 배설을 촉진하고, 심장의 활동을 돕는다. 낮잠을 자거나 밤에 자기 전에 마시면 특히 효과가 있다.

배를 너무 많이 먹으면 속이 냉해진다.

소화력이 약한 사람은 배를 먹으면 설사를 일으키기 쉽다.

부스럼이 난 사람이나 산모에게는 좋지 않다.

배는 모양이 잘 생긴 것보다는 못난 것이 맛이 좋다고 한다.

◐ 만드는 법과 먹는 법

- 포도는 껍질 채, 레몬은 껍질을 벗기고, 당근, 레몬, 배, 포도의 순서로 믹서에 넣고 갈아 주스를 만든다.
- 포도 120g, 배(중) 1개, 당근(작은 것) 1개, 레몬 1/6개, 요구르트(적당량)

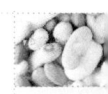

아침식사의 대용 ⇨ 배아 프루츠쉐이크

◐ 효능 및 성분

배아는 곡식의 눈, 쌀의 눈을 말하는데 배아의 생리작용은 사람의 육식과잉에 의한 혈장단백이 많아졌을 때 이를 정상화 시켜주며 혈당, 혈압을 조절해 준다.

주성분은 비타민A, B_1, B_2, B_6, B_{12}, C, E 등이 들어 있다.

한 잔으로 약 150칼로리가 나며, 비타민 미네랄이 풍부하다. 마른 사람은 아침 식사 대신에, 살이 찌고 뚱뚱해지고 싶을 때는 식간에 벌꿀을 넣어 마시면 좋다.

◐ 만드는 법과 먹는 법

- 바나나, 토마토는 껍질 벗기고, 작게 자르고, 딸기는 깨끗이 씻고, 꼭지를 딴 후 소맥 배아와 우유를 함께 믹서에 갈아 주스를 만든다.
- 소맥배아 큰 숟가락으로 1개, 바나나 1/2개, 딸기 5개, 토마토 (작은 것) 1/2개, 우유 100ml

식중독, 배탈설사 ⇨ 매실, 푸른차조기 주스

◐ 효능 및 성분

살균력을 가진 매실장아찌와 차조기를 중심으로 한 주스이다. 식중독이나 배탈이 나거나 설사가 심할 때, 뜨거운 물을 넣어서 마시

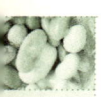

면 좋다. 차조기 잎 가루는 혈액 순환을 돕는 효과가 있으며 씨(種子)는 이뇨제로 쓰이고 감기 기침약으로 많이 쓰인다.

◑ 만드는 법과 먹는 법
- 매실장아찌는 하룻밤동안 물에 담구어 소금 염분을 빼고 씨를 빼고, 푸른 차조기, 벌꿀, 뜨거운 물과 함께 믹서에 갈아서 주스를 만든다.
- 매실장아찌 2개, 푸른 차조기 잎, 벌꿀 1큰술, 뜨거운 물 120ml

임산부 체력증진 ⇨ 파슬리 믹스 주스

◑ 효능 및 성분
철, 칼슘, 비타민C, B군, 카로틴 등 온갖 영양소가 균형 있게 함유되어 있으므로, 임산부의 체력 증진의 도움이 된다.

생파슬리즙은 충분한 양의 당근, 혹은 상추나 샐러리, 시금치 같은 다른 녹즙과 혼합한 것이 아니면 한 번에 60~70g 이상은 절대로 마시지 않도록 한다. 다른 녹즙과 혼합할 경우에도 다른 즙보다 적은 비율로 섭취하여야 한다.

◑ 만드는 법과 먹는 법
- 파슬리, 양상치, 평지, 사과, 레몬, 요구르트를 함께 믹서에 넣어 갈아 마신다.

- 파슬리 40g, 양상치 60g, 평지 100g, 사과 1/2개, 프린스멜론 작은 것 1/2개, 레몬 1/4개, 요구르트(적당량)

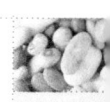

눈의 피로 ⇨ 당근, 시금치 주스

◯ 효능 및 성분

카로틴이나 철분이 풍부한 주스이다. 특히 눈이 피로한 분, 빈혈이나 냉한 체질인 분, 저혈압에는 효과적이다. 또, 몸의 저항력이 떨어졌을 때에는 활력의 근원이 된다. 다만 고혈압인 분에게는 맞지 않는다.

시금치즙은 대단히 중요한 것이므로 앞에서 말한 것을 다시 정리해 보기로 한다. 생시금치즙은 빈혈, 변비, 갱년기 장해, 자율신경 실조증 모든 질병에 효과가 있다.

시금치는 위, 십이지장, 소장과 같은 소화기관과 대장, 결장(結腸)을 포함해서 소화관 전체에 제일 활력을 주는 식품으로서 옛날부터 알려져 왔다. 영양소로는 카로틴, 펙틴, 비타민 B1, B2, C, 구연산, 사과산, 철 등의 영양이 보충된다.

◯ 만드는 법과 먹는 법

- 당근, 사과, 시금치, 레몬즙, 요구르트를 믹서에 넣고 갈아서 주스를 만든다.
- 당근(중) 1/4개, 사과 큰것 1/2개, 시금치 50g, 레몬 1/6개, 요구르트(적당량)

허약 체질의 어린이 ➪ 두유(豆乳)

◐ 효능 및 성분

두유는 액체로 만든 두부라고 할 수 있다.

두유는 위궤양의 치료식품이나 수술 후의 식사로도 좋다. 특히 어린이의 적혈구를 늘려주며 키와 골격의 발달도 좋게 하는 것으로 알려지고 있다.

콩은 밭 고기라고 부를 정도로, 단백질이 풍부하다. 두유로 만들어 먹으면 소화, 흡수가 좋아진다.

◐ 만드는 법과 먹는 법

- 삶은 콩과 꿀, 우유를 함께 믹서에 넣어 갈아 주스를 만든다.
- 삶은 콩 큰술 1개, 벌꿀 작은술 1개, 우유(적당량)

잔마신에 약한 어린이 ➪ 토마토, 양상치 주스

◐ 효능 및 성분

토마토에 함유되어 있는 비타민의 작용도 좋지만 풍부한 효소의 작용으로 과민 체질의 개선에 효과가 있다. 잔마신이 생기기 쉬운 어린아이에게 먹이면 좋다.

또한 토마토는 간장병, 동맥경화, 고혈압, 위장병, 빈혈에 효과가 있다. 토마토즙은 많은 녹말과 고기를 먹은 후, 산성과잉으로 된 상태를 중화하는 데 필요한 원소들이 아주 풍부하다.

◎ 만드는 법과 먹는 법

- 프린스멜론은 껍질을 벗기고, 양상추, 토마토, 파슬리, 요구르트를 합쳐 믹서에 넣어 주스를 만든다.
- 양상추 50g, 토마토 1/2개, 파슬리 30g, 프린스멜론(중) 1/3개, 요구르트(적당량)

어린이의 성장발육 ⇨ 팥 밀크믹스 주스

◎ 효능 및 성분

영양가가 높고, 추위에 대한 저항력을 기른다. 또, 발육기의 어린 아이의 신장을 늘리는데 또 도움이 된다.

팥에는 4% 가량의 섬유가 있어 장을 자극하는 작용을 하므로 변비에 탁월한 효능이 있으며 곡류 중에 비타민B_1이 가장 많은 편이다.

◎ 만드는 법과 먹는 법

- 삶은 팥, 우유, 벌꿀을 믹서에 넣어 갈아 주스를 만든다.
- 삶은 팥 1/3컵, 우유 120ml, 벌꿀 1큰술

허약 체질의 어린아이 ⇨ 바나나, 밀크 쉐이크

◐ 효능 및 성분

칼로리가 높은 음료이므로, 밥을 싫어하는 어린아이의 주식 대신에도 도움이 된다. 또 비만증으로 감량할 필요가 있을 때에도 영양을 잃지 않고 효과를 올릴 수가 있다. 맛이 좋으므로 과식하지 않도록 해야 한다.

바나나는 당질이 주성분이어서 바로 에너지화되기 때문에 그만큼 운동량이 많은 사람에게 가장 알맞은 음식이라고 할 수 있다.

그리고 수험생의 아침 식사로 이용하면 좋다.

많은 것은 당질뿐만이 아니고, 식물섬유, 비타민A, 칼륨 등도 많이 포함하고 있다. 식물섬유는 정장작용이 있으며, 비타민A는 살결의 점막을 튼튼하게 하므로, 변비에 좋아 살결이 거칠어서 걱정이 되는 사람에게는 안성맞춤의 과일이다.

특히 시간이 없는데도, 아침식사를 꼭 해야겠다는 사람은 바나나 한 개로 공복을 채우면, 살결에서 윤기가 나고 원기가 샘솟는 효과를 보게 될 것이다. 소화가 좋으며 곧바로 에너지화되는 바나나에 우유를 섞음으로써 영양가는 더욱 상승하게 된다.

◐ 만드는 법과 먹는 법

- 우유 120ml 계란 노른자 1개, 바나나(중) 1/2개, 벌꿀 1큰술

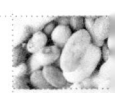

피부가 거칠어질 때 ▷ 딸기, 야채주스

◯ 효능 및 성분

비타민B1, C, 칼슘 등이 풍부하게 함유된 주스이므로, 살갗이 거칠어지기 쉬울 때나 살갗이 피로할 때, 과민증 검버섯, 주근깨에도 좋다.

또한 호르몬 조절을 하는 부신피질의 기능을 왕성하게 하므로 체력을 증진시키고 피부를 아름답게 하며 혈액을 맑게 하는 작용도 한다.

◯ 만드는 법과 먹는 법

- 딸기, 사과, 평지, 샐러리, 그린아스파라거스, 레몬과 우유를 믹서에 넣고 함께 갈아 주스를 만든다.
- 딸기(중) 8개, 사과(중) 1/4개, 평지 50g, 샐러리 30g, 그린아스파라거스(중) 2개, 레몬 1/4개, 우유(적당량)

피부가 햇볕에 탔을 때 ▷ 파인애플, 야채주스

◯ 효능 및 성분

이 주스 한 잔에, 비타민C가 약 130mg나 함유되어 있다.

바다와 산에서 피부가 햇볕에 타서 검어졌을 때 이것을 계속 복용하면 효과적이다.

산으로 능금산, 구연산이 들어있고 가장 큰 특색으로 성분 중에

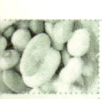

단백질 분해 효소인 브로메린(Bromerin)이 들어 있어 살고기와 섞어놓으면 고기의 질을 연하게 해주는 작용이 있으므로 불고기를 먹은 다음 파인애플을 먹게 되면 소화를 촉진시킨다.

○ 만드는 법과 먹는 법

- 피망을 잘라서 씨를 빼고 파인애플은 껍질을 벗기고, 토마토는 꼭지를 따고 양배추, 파슬리, 요구르트를 믹서에 넣어 갈아 주스를 만든다.
- 피망(중) 1개, 파인애플 100g, 양배추 50g, 토마토 1/2개, 파슬리 30g, 요구르트(적당량)

변비, 피로회복 ⇨ 토마토, 사과 주스

○ 효능 및 성분

사과에 많이 함유된 펙틴이 정장작용을 발휘하기에 변비에 효과가 있다. 또 구연산이 많으므로, 피로 회복에도 효과적이다.

토마토는 가장 널리 쓰이는 녹즙의 하나이다. 신선한 토마토즙은 가장 효과가 있고, 소화가 잘되며 알칼리성 반응을 나타낸다.

토마토는 비교적 많은 구연산과 능금산, 그리고 약간의 수산(蓚酸)을 함유한다. 이러한 산은 산 유기물의 경우라면 모두 신진대사의 과정에 필요하므로 유익한 것이라 할 수 있다.

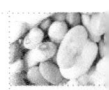

🌀 만드는 법과 먹는 법

- 레몬을 껍질을 벗기고, 양배추는 둥글게 뭉친다.
- 바나나, 레몬, 양배추, 토마토, 사과의 순으로 믹서에 넣고 갈아서 주스를 만든다.
- 토마토(작은 것) 1개, 바나나(중) 1/2개, 양배추 50g, 사과(중) 1/2개, 레몬 1/6개, 요구르트(적당량)

안색이 창백할 때 ⇨ 파슬리, 샐러리 주스

🌀 효능 및 성분

증혈과 혈액 순환을 좋게 하는 작용이 있다. 안색이 나쁠 때, 스태미너가 없을 때, 저혈압일 때 효과가 있다. 또 수족이 찬 분은 생강즙 5~6 방울 섞으면 좋다.

샐러리는 비타민B1와 B2의 함량이 다른 채소보다 10배 이상이나 들어있고 조혈작용을 하는 철분이 많은 것이 특색이다.

효능으로는 신진대사를 촉진하여 신경계 질환을 안정시킨다.

축적된 피로를 몰아내고 스태미너를 증진시킨다.

위의 활동을 원활하게 한다.

동상에는 줄기를 가지고 찜질을 해준다.

먹을 때 약간 진한 냄새가 나는 것은 칼슘의 과잉으로 인한 것이니 그대로 먹어도 좋다.

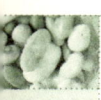

◐ 만드는 법과 먹는 법

- 파슬리, 샐러리, 사과, 레몬, 요구르트를 믹서에 넣어 주스를 만들어 마신다.
- 파슬리 30g, 샐러리 40g, 레몬 1/4개, 사과(작은 것) 1개, 요구르트(적당량)

고혈압 · 동맥경화 ⇨ 비타민A 주스

◐ 효능 및 성분

카로틴이 풍부하게 함유되어 있는 주스이므로, 고혈압, 동맥경화에는 효과적인 주스이다.

또 혈액 순환을 좋게 하므로 피부가 트는 것, 잔주름으로 고통을 받을 때, 그리고 편도선이 잘 부을 때에도 효과가 있다.

영양소로는 카로틴, 비타민B1, B2, C, 칼슘, 철, 엽산 등이 있다.

◐ 만드는 법과 먹는 법

- 프린스 멜론의 껍질을 벗기고 파슬리, 평지, 당근, 피망, 요구르트를 함께 믹서에 넣고 주스를 만든다.
- 파슬리 20g, 평지 20g, 당근 1/2개, 피망 2개, 프린스멜론 1/2개, 레몬 1/4개, 요구르트(적당량)

체력의 균형 ⇨ 당근, 샐러리 주스

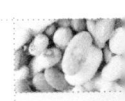

◉ 효능 및 성분

샐러리에 들어 있는 비타민B1과 당근에 많은 카로틴의 작용으로 비타민의 부족을 보충한다.

당근은 비타민A의 가장 풍부한 공급원이며 비타민B, C, D, E, G, K도 풍부하게 들어 있어 신체에 바로 동화된다. 식욕을 증진시켜 소화를 돕고 또 치아의 골질(骨質)을 만드는 데 중요한 역할을 한다.

모유(母乳)는 때에 따라서는 유아에게 살아있는 영양을 충분히 주지 못하는 수도 있으므로, 이런 경우에는 젖을 나오게 하기 위해 어머니가 걸쭉한 생당근즙을 다량으로 마시면 좋다.

임신 후의 수개월 동안에 당근즙을 충분히 마시면 분만할 때에 산욕열(産褥熱)에 걸릴 위험이 적다. 당근즙을 매일 500cc씩 마시면 조제된 칼슘 정제를 먹는 것보다 더 효과가 있다.

양배추와 당근의 혼합즙은 궤양과 암의 증세를 자연적으로 좋게 해준다.

◉ 만드는 법과 먹는 법

- 당근과 샐러리, 레몬과 요구르트를 넣어 믹서기로 갈아 주스를 만든다.
- 당근 작은 것 1/2, 샐러리 50g, 레몬즙 1 작은술, 요구르트(적당량)

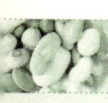

피로회복 ⇨ 소맥배아, 바나나 주스

○ 효능 및 성분

비타민 B1이 부족하면 스태미나가 떨어지고 식욕이 감퇴하며 쉽게 피곤해진다. 소맥배아로 비타민B1의 부족을 보충하고 바나나와 꿀을 넣어 피로 회복을 돕는다.

바나나는 열량이 높고 전분이 풍부하게 들어 있어 빨리 기력을 회복할 수 있게 해준다.

○ 만드는 법과 먹는 법

- 바나나는 껍질을 벗겨 믹서에 넣고 꿀, 요구르트, 소맥배아를 함께 넣어 갈아 주스를 만든다.
- 바나나 1/2개, 소맥배아 1작은 술, 꿀 1작은 술, 요구르트(적당량)

심장병 ⇨ 미나리 양배추 주스

○ 효능 및 성분

미나리는 혈압을 내리는 작용을 한다. 또 양배추와 사과는 비타민과 무기질이 많아 심장 기능을 강화시키는 효과가 있다.

변비가 있는 사람은 미나리를 많이 먹는 것이 좋은데 미나리에 많이 들어 있는 식물성 섬유가 창자의 내벽을 자극해 장운동을 촉진시킨다.

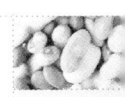

또 비만이 걱정되는 사람들은 미나리를 즙을 내 식후마다 복용하면 큰 효과를 볼 수 있다. 이렇게 꾸준히 미나리즙을 복용하면 비만뿐 아니라 심장병, 위장병 등 쉽게 낫지 않는 만성 질병에도 효과를 볼 수 있다.

또한 미나리즙은 유화를 많이 함유하고 있어 황달·빈혈에 좋고 해열(解熱)에도 효과가 있다.

미나리즙은 다른 광물 원소와 염류를 합친 양의 3분의 1 이상을 유황이 차지하고 있다. 미나리가 함유한 원소의 45%는 유황, 인, 염소를 포함한 산(酸)의 형성의 원소이다.

미나리는 대단히 강력한 장내 청소제이므로 단독으로 사용하지 말고, 당근 또는 샐러리와 혼합해서 사용해야 한다.

미나리가 가지고 있는 알칼리성 원소는 칼륨이 약 20%로 제일 많으며, 칼슘은 약 18%, 나트륨은 8%, 마그네슘은 5%, 철은 0.25%이다.

상추, 순무의 잎, 미나리의 생즙을 당근, 시금치의 생즙에 탄 혼합즙은 혈액을 정상으로 재생하는 데 유효하며, 특히 혈액 중의 산소 운반을 증가시키는 데 필요한 성분을 가지고 있다. 변혈, 저혈압, 저체중에 이 혼합생즙은 대단한 효과가 좋다.

○ 만드는 법과 먹는 법

- 미나리는 깨끗하게 씻어 물기를 뺀 후 5cm 정도 길이로 자른다. 양배추는 속잎으로 준비해 찬물에 씻은 후 적당한 크기로 썬 후 사과, 요구르트를 넣고 믹서에 갈아 주스를 만든다.
- 미나리 50g, 양배추 100g, 사과 1/2개, 요구르트(적당량)

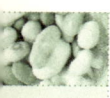

신장병 · 위장청소 ⇨ 감, 무청 주스

● 효능 및 성분

감에는 칼륨이 많이 들어 있는데 이 칼륨이 몸속에 남아 있는 과다섭취된 염분을 몸 밖으로 내보내는 역할을 한다.

우리의 체내에 알칼리성 식품을 충분히 섭취하여 혈액이 산성화되는 것을 방지하는 것이 좋다.

무즙은 잎과 뿌리를 가지고 만든다. 잎만을 사용하거나 뿌리만을 사용하는 경우에는 반응이 너무 지나치게 강하므로 단독으로 사용하지 않도록 한다. 무즙은 당근즙과 병용하면 양쪽의 원소들이 신체의 점막의 상태를 회복시켜 주는 작용을 한다. 고추냉이를 먹은 뒤 약 한 시간 후에 먹으면 더 큰 효과가 있다.

무는 점막을 진정시키고 치유시키며 고추냉이 소스가 녹여 준 점액을 청소하는 효력이 있다.

그와 동시에 무즙은 점막을 정상 상태로 만드는 효력이 있다.

● 만드는 법과 먹는 법

- 감은 껍질을 벗기고 씨를 제거한 후 큼직큼직하게 잘라놓는다.
- 무도 껍질을 벗긴 후 적당한 크기로 썬다.
- 샐러리는 깨끗하게 씻어 물기를 빼고 감, 무, 사과, 레몬, 요구르트를 믹서기에 넣고 갈아 주스를 만든다.
- 감 1개, 작은 무 1/3개, 샐러리 30g, 사과 1/2개, 레몬 1/4개, 요구르트(적당량)

간장병 ⇨ 토마토, 밀크 주스

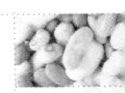

● 효능 및 성분

간장은 각종 비타민과 당분, 지방질 등을 몸에서 필요할 때 힘이 되도록 재처리해서 저장해 두는 곳으로 양질의 단백질로 되어 있어 비타민과 단백질을 풍부하게 섭취해야 한다.

토마토즙은 녹말과 설탕이 포함되어 있는 식사와 함께 먹어서는 안 된다. 왜냐하면 녹말이나 설탕이 토마토의 알칼리성 반응을 중화시켜 버리기 때문이다.

그러나 단독으로 먹거나 혹은 녹말이나 설탕이 포함되지 않은 식사 중간에 먹을 경우에는 자연 알칼리화제(化劑)로서 유익하다. 토마토즙에 안식향산나트륨을 넣는 것은 유해하다.

● 만드는 법과 먹는 법

- 토마토는 깨끗하게 씻어 적당한 크기로 잘라 우유와 함께 믹서기에 넣고 갈아 주스를 만든다.
- 토마토 1개, 우유(적당량), 꿀 1큰술

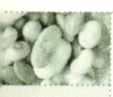

당뇨병 · 방광결석 ⇨ 야채 믹스 주스

◐ 효능 및 성분

당뇨병은 인슐린이라는 호르몬의 부족으로 생기는 병으로 이 호르몬은 음식물의 섭취량이 증가하는 만큼, 또 비만의 정도만큼 필요량이 증가한다.

따라서 섭취하는 에너지의 양을 최대한으로 낮추고 저칼로리 야채류로 균형잡힌 영양을 섭취하는 것이 중요하다.

또한 생파슬리의 원소는 건강한 상태의 혈관, 특히 모세혈관과 소동맥을 건전하게 한다. 이들 원소는 부신(副腎) 및 갑상선의 정상적인 작용을 유지하여 산소 대사에 없어서는 안 되는 것이다.

비뇨 생식기에 대해서도 뛰어난 영양을 가지고 있으므로 신장결석 및 방광결석, 단백뇨, 신장염, 기타 신장 장해에 대하여 효과가 있고 부종에도 효과적이다.

생파슬리즙은 당근즙 및 당근, 샐러리즙과 혼합하면 눈과 시신경에 결부된 모든 병에 효과적이어서 약시(弱視), 각막궤양, 백내장, 결막염, 눈의 염증 혹을 동공반사 지둔에 대단한 효과가 있다.

생파슬리즙은 매우 강하기 때문에 그것만을 다량으로 마시면 안 된다. 파슬리즙이 너무 진하면 신경계의 위화감을 불러일으키기 때문이다. 다른 여러 가지 녹즙과 혼합해서 마시면 유익하다.

파슬리는 엄밀한 의미에서 약초류에 속한다. 대단히 강한 효과를 가지고 있다는 것은 그 때문이다.

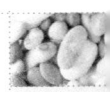

🔵 만드는 법과 먹는 법
- 토마토와 피망은 적당한 크기로 잘라 파슬리와 함께 요구르트를 넣고 믹서기로 갈아 주스를 만든다.
- 토마토 1개, 피망 1/2개, 파슬리 10g, 요구르트(적당량)

저혈압일 때 ▷ 양상추, 당근 주스

🔵 효능 및 성분

비타민A, B가 많은 이 주스는 혈압을 높이는 작용을 하는 부신 호르몬의 분비를 촉진시킨다.

식사는 되도록 고칼로리의 음식을 섭취하도록 하여야 하고 되도록 싱겁게 먹도록 한다.

또한 생야채를 제외한 식사와 조리 가공한 식품을 많이 먹기 때문에, 혈구 재생에 필요한 요소의 결함에서 저혈압이란 병이 일어난다.

🔵 만드는 법과 먹는 법
- 양상추는 깨끗하게 씻어 물기를 빼고 손으로 적당하게 뜯어놓는다. 당근은 굵게 썰고 복숭아는 껍질을 벗기고 씨를 제거한 후 요구르트와 물을 믹서기에 넣고 갈아 주스를 만든다.
- 양상추 100g, 당근 50g, 복숭아 1개, 꿀 1큰술, 요구르트(적당량)

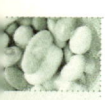

비만, 배가 나올 때 ⇨ 토마토 양배추 주스

◎ 효능 및 성분

토마토는 비타민 A, B1, B2, C, 니코틴산 등이 많이 들어 있다.

토마토에 들어 있는 비타민P는 모세혈관을 강하게 만들고 엽산은 우리 몸의 조절 기능을 높여준다. 또한 토마토에 함유된 각종 효소는 정장, 정혈작용이 있어 육류의 독을 중화시켜 준다.

비만은 식사의 균형을 잃어버렸기 때문에 피하와 일정의 장기의 주위에 지방의 축적 과잉으로 생기는 병적 상태를 말한다.

즉 부적당하게 혼합된 식품과 녹말이나 설탕의 과잉 섭취로, 지방조직이 과잉 상태에 이르는 것을 말한다. 때로는 선(腺)의 장해에서 오는 경우도 있다.

◎ 만드는 법과 먹는 법

- 토마토는 물에 잘 씻어 적당하게 굵직굵직하게 자른다. 양배추도 깨끗하게 씻어 적당한 크기로 잘라놓는다.
- 토마토와 양배추, 레몬, 요구르트와 함께 믹서기에 넣고 갈아 주스를 만든다.
- 토마토(중) 1개, 양배추 50g, 레몬 1/4개, 벌꿀 1/2 작은술, 요구르트(적당량)

심장병 ⇨ 그린 아스파라거스 주스

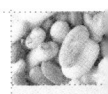

● 효능 및 성분

그린 아스파라거스에 들어 있는 클로로필은 심장의 기능을 좋게 한다. 또한 유산균도 이들의 작용을 돕는다.

심장병이 있는 경우에는 저칼로리식을 하도록 하고 미네랄, 비타민, 특히 비타민B1이 부족하지 않도록 충분히 섭취한다.

아스파라거스는 백합과에 속하는 다년초로서 어린 순을 요리에 쓴다. 한 마디로 아스파라거스는 정력을 증강시킨다.

아스파라거스에는 아스파라긴이라고 하는 알칼로이드가 비교적 많이 포함되어 있다. 알칼로이드는 살아있는 식물에서 볼 수 있으며, 식물의 활동적인 생명 요소를 포함하고 있다.

이것이 없으면 식물은 성장할 수도 없고 생명을 지닐 수도 없게 된다. 아스파라긴은 탄소, 수소, 질소, 산소 등의 여러 원소로 이루어진다.

● 만드는 법과 먹는 법

- 그린 아스파라거스와 샐러리는 적당한 크기로 자르고 벌꿀, 요구르트와 얼음을 넣고 믹서기로 갈아 주스를 만든다.
- 그린 아스파라거스 2개(50g), 샐러리 50g, 벌꿀 작은술, 요구르트(적당량), 각얼음 약간

비타민C 결핍증 ⇨ 파슬리, 레몬 주스

◐ 효능 및 성분

한 잔 속에 비타민C가 약 120mg이나 들었다. 검버섯, 기미, 주근깨 등에도 효과적이다. 잇몸에서 피가 나올 때도 효과적이다. 특히 파슬리의 성분은 비트즙, 또 비트, 당근, 오이의 혼합즙과 함께 먹으면 월경을 촉진시킨다.

매일의 식사에서 진한 녹말과 설탕을 사용한 식품을 제거하고 이들 야채즙을 규칙적으로 섭취하면 월경불순에 의한 경련을 일으키지 않고 치료된다. 영양소는 카로틴, 비타민C, B1, B2, P, 칼슘, 철, 구연산 등이 있다.

◐ 만드는 법과 먹는 법

- 오렌지는 껍질을 베끼고 파슬리와 요구르트를 믹서에 넣고 갈아 주스를 만들고 레몬즙을 넣는다.
- 파슬리 30g, 레몬 1/2개, 오렌지 1/2개, 요구르트(적당량)

건강과 미용 ⇨ 평지, 파인 주스

◐ 효능 및 성분

습진이 생기기 쉬운 아이들에게는 파인애플의 향기가 평지의 풋내를 없애주며 맛있게 마실 수 있다.

변비, 검버섯, 기미, 주근깨 등에도 효과가 있으므로, 미용 주스

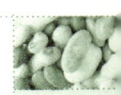

로서도 효과적이다.

주된 영양소는 카로틴, 비타민B_1, B_2, C, 펙틴, 비오틴판토텐산, 사과산, 주석산, 구연산, 철, 칼슘 등이 있다.

◑ 만드는 법과 먹는 법
- 파인애플은 껍질을 벗긴다.
- 파인애플과 펑지, 요구르트를 믹서에 넣어 갈아 주스를 만든다.
- 펑지 50g, 파인애플 200g, 레몬 1/4개, 요구르트나 우유(적당량)를 넣는다.

야채 결벽증 ➪ 사과, 인삼 주스

◑ 효능 및 성분

자연이 주는 영양과 체력에 효과를 볼 수 있다. 또한 저항력이 있는 체력 향상에 효과가 있고 눈의 피로에 좋은 재료이다.

특히 한창 자라는 아이들에게 먹이면 체질개선에 좋다.

영양소로는 펜틴, 사과산, 주석산, 구연산, 판토텐산, 철, 칼슘 등이 있다.

인삼의 효능은 다양하지만 주로 장수, 강장, 강정에 많이 사용되며 생리작용으로 인삼 특유의 향기성분은 여러 가지 화합물의 복합체로서 소량은 흥분, 대량은 마비작용으로 혈관운동과 중추 및 호흡중추를 흥분시킨다.

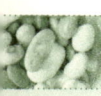

○ 만드는 법과 먹는 법

- 사과, 당근, 요구르트를 믹서에 넣어 주스를 만들고 레몬즙을 넣는다. 막 만든 것을 마셔야 효과적이다.
- 사과 1/2개, 당근 1/2개, 레몬 1/6개, 요구르트나 우유(적당량)을 넣는다.

간장보호 ⇨ 토마토, 사과 주스

○ 효능 및 성분

이 주스는 아미노산을 많이 함유해 뇌를 건강하게 하는 효과가 있다.

또, 소화액의 분비 촉진에도 좋고, 간장 기능을 강화하는 작용도 있다. 비만, 동맥경화, 고혈압에도 효과가 있다.

그 밖에 미용에도 효과적인 주스이다, 영양소로는 비타민C, 비타민B6, 비타민K, 루틴, 사과산, 구연산, 펙틴, 주석산, 칼슘 등이 있다.

○ 만드는 법과 먹는 법

- 토마토는 꼭지를 따고 사과, 양배추, 우유나 요구르트를 믹서에 넣고 갈아 주스를 만든다.
- 토마토(중) 2개, 사과(중) 1/2개, 양배추 100g, 요구르트(적당량)

식욕부진 ▷ 바나나 쉐이크

◯ 효능 및 성분

하루의 시작인 아침 식사는 매우 중요하다. 그래서 시간이 없을 때, 아침에 식욕이 없을 때, 칼로리가 높고 단백질이 풍부한 이 주스가 몸에 좋다.

영양소로는 단백질, 칼슘, 당질, 비타민C, 구연산 등이 있다.

◯ 만드는 법과 먹는 법

- 바나나, 우유, 난황, 레몬, 벌꿀, 요구르트 등 모든 재료를 합쳐 믹서에 넣어 주스를 만든다.
- 바나나 1/2개, 우유 150ml, 난황 1개, 레몬 1/3, 벌꿀 1작은술, 요구르트(적당량)

빈혈이 있는 여성 ▷ 시금치 사과 주스

◯ 효능 및 성분

카로틴, 비타민C, 철분이 풍부함으로 저항력을 길러주며, 빈혈에 효과적이다.

시금치 주스를 너무 많이 마시는 사람에게는 신장 결석이 유발되는 것이 아니냐 하고 염려되지만, 1회 100g이라면 문제가 없다.

평지나 쑥갓 등 여러 가지로 바꿔 보는 것이 좋을 것이다.

시금치의 중요한 특징은 치아와 잇몸에 작용해서 치조농루를 방지하는 효력이다. 치조농루는 괴혈병의 경증형으로 특히 당근과 시금치의 혼합즙에 있는 원소가 체내에 부족하기 때문에 생긴다.

이러한 질병을 완전히 치료하려면 자연의 생식품(生食品), 즉 당근과 시금치즙을 충분히 먹으면 좋다.

십이지장궤양, 악성빈혈, 경련, 여러 가지 신경변성, 부신과 갑상선의 기능부전, 신경염, 관절염 등에 좋다.

영양소로는 카로틴, 비타민B1, B2, C, 사과산, 펙틴, 주석산, 철 등이 있다.

◯ 만드는 법과 먹는 법

- 잘 씻은 사과, 시금치, 레몬, 요구르트를 함께 믹서에 넣어 주스를 만든다.
- 시금치 80g, 사과 작은 것 1개, 레몬 1/2개, 요구르트(약간량)

아름다운 몸매 ⇨ 프룬쉐이크

◯ 효능 및 성분

달걀 1개의 중량은 50~70g정도이며 조성비율은 껍질이 10%, 흰자위가 55%, 노른자위가 35%로 되어 있다.

달걀은 필수아미노산이 균형있게 들어있어 소위 단백가(蛋白價)가 완전무결한 100으로 되어 있다.

쉐이크는 보통 거품 낸 달걀노른자와 우유를 섞은 것을 말하지만 여기서는 노른자를 사용하도록 한다.

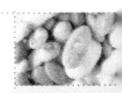

　달걀에는 양질의 단백질, 비타민A, B_1, B_2, 철, 칼슘 등이 풍부하게 들어 있다. 그러나 지나치게 많이 섭취하면 콜레스테롤이 증가하게 된다. 달걀 한 개를 넣어 주스를 만들었을 경우에는 다른 식사 때에는 달걀을 먹지 않는 것이 좋다.

● **만드는 법과 먹는 법**
- 오얏은 껍질과 씨를 벗기고 큼직큼직하게 썰어서 우유와 달걀노른자와 흑설탕과 함께 믹서에 넣고 간다.
- 오얏 50g, 달걀노른자 1개, 설탕 작은술 1, 우유(적당량)

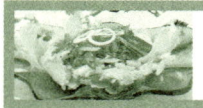

녹즙 건강의 주의할 점

자연의 방법으로 체질을 개선하는 경우에 잊어서는 안 되는 중요한 일은, 생녹즙의 형태로 섭취한 자연 식품은 전신에 규칙적인 청소 작업을 한다는 것이다.

이 대청소가 이루어지고 있는 신체의 각부에서는, 어느 기간 동안 고통을 느낄 수도 있고 또 그것이 보통이다. 때로는 병에 걸린 듯한 느낌마저 드는 일이 있다. 그러나 신선한 녹즙을 만든 즉시 섭취한다면 그 때문에 병이 생긴다고 할 수 없다.

뿐만 아니라 신체의 내부에서는 청소와 치유 과정이 이루어지고 있는 것이므로 녹즙을 충분히 먹은 뒤에 그런 불쾌감을 느끼는 것은 빠를수록 좋은 일이다. 반응이 빠르면 그만큼 빨리 끝나기 때문이다.

녹즙은 많이 마실수록 회복이 빠르다. 의심스러운 경우에는 녹즙 치료에 이해가 있는 의사와 상담하는 것이 좋다.

일생 동안 신체에 축적된 독소(毒素)를 아무리 녹즙을 가지고 제거한다고 하여도, 하룻밤 사이에 몸 밖으로 배설하기는 불가능하

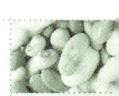

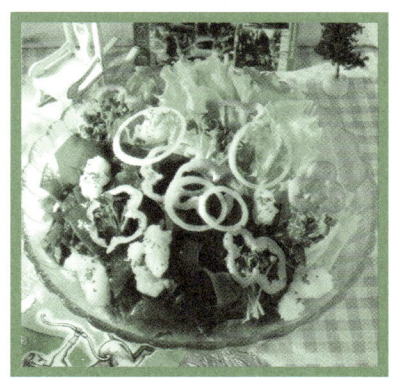 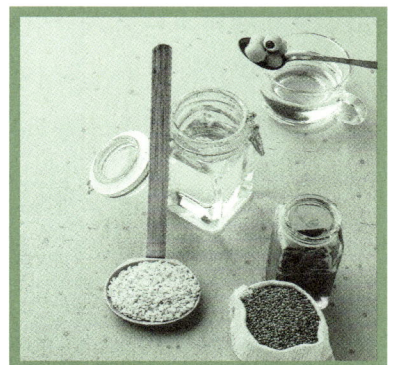

다. 어느 정도의 시간은 걸리는 법이다.

당근즙을 먹으면 피부가 노란색으로 변한다고 말하는 사람이 있으나, 이것은 신체 기능에 대하여 무지하기 때문이다.

당근의 색소가 피부를 통해 나올 것으로 생각하는 것은 사탕무의 붉은 색소나 시금치의 푸른 색소가 피부에 나타난다고 생각하는 것과 같은 어리석은 말이다.

녹즙을 먹은 후에 피부가 노란색 또는 갈색을 띠는 일이 있으나, 이것은 배설 기관이 처리할 수 없을 정도의 오래된 담즙과 다른 노폐물을 간장이 배설하고 남은 약간의 것이 피부 구멍을 통해 배설되기 때문이며, 이것은 완전히 정상적인 작용이다. 신체가 중독되어 있을 때도 그런 일이 일어난다.

그러나 이 피부의 착색은 녹즙을 계속 마시면 곧 없어진다. 과로나 과도한 운동 혹은 수면 부족일 때나, 자기로서는 신체의 상태가 좋다고 생각하고 있을 때에도 피부에 착색이 나타나는 수가 있다. 그러나 이 착색은 조금만 휴식을 취하면 곧 없어지는 것이 보통이다.

자연의 생식품과 신선한 생녹즙, 과일즙을 매일 규칙적으로 마시

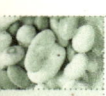

면 우리의 신체는 다시 재생되고, 몸 속의 노폐물이나 장해물이 일소되어 넘치는 건강과 에너지와 활력을 받게 된다.

생녹즙을 만드는 데 사용하는 기계와 도구 및 그 실내는 항상 적절한 청소와 멸균에 힘쓰지 않으면 안 된다. 생녹즙은 그 보관이 대단히 까다로워 위생적으로 보관하려면 모든 주의를 기울여야 한다.

녹즙을 만드는 기구를 충분히 멸균했는데도 녹즙이 썩는 수가 종종 있다. 이것은 야채의 어느 한 종류나 수종의 야채가 썩으면 전체에 영향을 주기 때문이다. 이것을 막으려면 야채를 충분히 씻어서 시들었거나 더럽혀진 것 혹은 썩은 부분을 제거하는 일이 중요하다.

생야채 그 자체가 체내에 들어가서 살균제로서, 구충제로서 효과를 발휘하는 것이므로 소독에 대하여 크게 신경을 쓸 필요는 없다. 녹즙은 만든 후 빠른 시간 안에 먹지 않으면 성분이 파괴된다. 냉장고에 넣지 않는 한, 보온병에 넣어도 한나절 이상 두지 않는 것이 좋다.

내 몸에 약이 되는 녹즙 해독 건강법

2012년 9월 10일 초판 1쇄 발행
2014년 5월 25일 초판 2쇄 발행

편   저 생활연구회
편집 주간 이 선 종

펴 낸 곳 아이템북스
편집 기획 아이템닷컴
디 자 인 김 영 미
마 케 팅 최 용 현

출판등록 2001년 8월 7일
등록번호 제2-3387호
주   소 서울시 마포구 서교동 444-15 1층

※ 잘못된 책은 바꿔 드립니다.